POLARE PARIS

*Le sérum anti-âge Miracle
Bien-être et éternelle jeunesse*

©2023. EDICO
Édition : JDH Éditions
77600 Bussy-Saint-Georges. France
Imprimé par BoD – Books on Demand, Norderstedt, Allemagne

Illustrations originales : Yoann Laurent-Rouault
(Cat's Society : *yvlr2@outlook.fr*)

Conception et réalisation couverture : Cynthia Skorupa

ISBN : 978-2-38127-335-8
Dépôt légal : juillet 2023

Le Code de la propriété intellectuelle n'autorisant, aux termes de l'article L.122-5.2° et 3°a, d'une part, que les copies ou reproductions strictement réservées à l'usage privé du copiste et non destinées à une utilisation collective, et d'autre part, que les analyses et les courtes citations dans un but d'exemple et d'illustration, toute représentation ou reproduction intégrale ou partielle faite sans le consentement de l'auteur ou ses ayants droit ou ayants cause est illicite (art. L. 122-4).
Cette représentation ou reproduction, par quelque procédé que ce soit constituerait une contrefaçon sanctionnée par les articles L. 335-2 et suivants du Code de la propriété intellectuelle.

POLARE PARIS

Le sérum anti-âge Miracle
Bien-être et éternelle jeunesse

Par
Dominique Large, fondateur de la marque
&
Yoann Laurent-Rouault, biographe d'entreprise

JDH Éditions
Les Indispensables

Note aux lecteurs

Ce premier livre de la marque Polare se compose de deux publications distinctes : la première est basée uniquement sur le produit et son histoire ; pour la seconde, le livre se base sur la biographie de son créateur. Le second livre réunissant les deux parties s'intitule *La marque Polare ou comment entreprendre après 60 ans*. Il paraîtra au début du deuxième semestre 2023 aux éditions JDH, dans la collection Baraka.

Le premier tome, *Polare Paris, le sérum anti-âge Miracle, bien être et éternelle jeunesse,* s'adresse en toute équité aux anciens et nouveaux consommateurs de la marque, qui, après lecture, sauront donc tout de leurs produits et des tendances actuelles du cosmétique.

Quant au second tome, il réunit les deux tomes en un seul livre, avec un supplément de 100 pages sur l'incroyable parcours de son fondateur, Dominique Large.

Les deux livres sont publiés chez JDH Éditions, et sont rédigés par notre spécialiste du livre corporatif et de la biographie, Yoann Laurent-Rouault, directeur littéraire et artistique de la maison JDH, éditorialiste et biographe pour le groupe Lafont Presse et Édition, le tout sous la direction de l'éditeur Jean-David Haddad, avec le concours de son équipe de production.

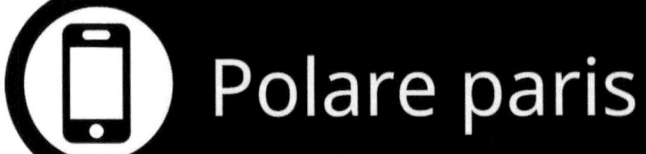

POLARE
PARIS

L'ÂGE - MIRACLE

SANS PARFUM

I

« In memoriam »

Le vent est presque doucereux en ce milieu d'automne. Il flotte dans les branchages des platanes qui bordent les trottoirs de la grand-rue, plus qu'il ne souffle réellement. La lumière est confuse, comme voilée par une pudeur divine. « Un ciel de circonstance », songe Dominique en levant les yeux.
Cette fin d'après-midi entre chien et loup est paisible. Anodine. Elle tranche d'autant plus avec les événements récents. Quand la mort s'en mêle, tout devient étrange... surréaliste... comme hors du sol. Les choses s'enchaînent sans qu'on ait l'impression de les maîtriser. Les étapes se succèdent. Matériellement. Alors que le sentiment domine pleinement. Et au final, pour Dominique, leur déroulement l'a conduit ici.

Pour l'heure, Dominique est dans le souvenir. Il marque un arrêt sur le seuil avant d'entrer dans la maison de son grand-père. Avant de pousser la lourde porte d'entrée en bois et de la refermer derrière lui. Il confronte ses souvenirs à la réalité de ce qui l'entoure, sans même vraiment le vouloir. Il agit comme s'il était animé par une sorte de réflexe. Une chose est certaine : aujourd'hui est un jour où se termine une histoire. Où un cycle s'achève. Où la mort bouleverse la hiérarchie des vivants et redistribue les cartes.
Il ne se sent pas vraiment triste. Tout au plus nostalgique. Et la nostalgie a besoin de temps pour s'exprimer. Comme les larmes pour couler.

La grand-rue qui traverse ce petit village de l'Aube, Fontaine-les-Grés, situé à une vingtaine de kilomètres de Troyes, il l'a arpentée quelques fois en compagnie de son père, de son oncle et de son grand-père. Il se rappelle que parfois, elle lui paraissait presque sinistre. Atemporelle. Perdue dans un « ailleurs » qu'il essayait d'envisager. De visiter. De comprendre. Sans bien y parvenir. Ce décor ne ressemblait pas à ce qui faisait sa vie. Aujourd'hui, en ces circonstances, peut-être le voit-il autrement…

Avant, quand il marchait dans cette rue, il observait, dubitatif, l'agencement longiligne qui la caractérise. Il avait l'impression que les maisons avaient été posées par hasard, à droite et à gauche du ruban d'asphalte, sans logique autre que de suivre la route. Sans chercher à créer un hameau. Et la vie qui va avec. Il trouvait l'idée d'implantation étrange. Frontalière. Peut-être même étriquée.

Ces petites maisons dataient pour la plupart, dans leurs constructions, des grandes heures de l'industrie du grand Est. Dominique pensait alors que cet urbanisme désuet n'avait pas beaucoup de charme, et qu'au final, il n'aimait pas cette globalité affichée…

Là, il voit l'ensemble d'un autre œil…

Il conclut que ce sont des bâtisses qui témoignent des vies aujourd'hui disparues de centaines d'anonymes. De gens sans grande histoire. Mais de gens qui ont fait vivre ce village. Et que c'est dans cette idée que l'on peut trouver de la beauté à ce paysage fruste. D'ailleurs, la maison de son grand-père était un logement de fonction prêté par l'entreprise où il avait travaillé une bonne partie de sa vie. Dans le secteur de l'industrie textile. Dans ce qu'on appelait « La Bonneterie ». Cette maison ne lui appartenait pas. Il l'occupait. En échange de son travail et de son dévouement. Et il l'entretenait en retour.

En levant une dernière fois les yeux, d'où il se trouve, il devine la silhouette du clocher de l'église Sainte-Agnès, qui se confond avec le ciel bas de ce crépuscule envoûtant. On dit que les clochers rapprochent les hommes du ciel. Et les rassemblent. C'est peut-être vrai.

Dominique regarde encore quelques instants autour de lui. Il en vient à fixer tristement la plaque en cuivre jaune du médecin, qui brille timidement aux dernières lueurs du jour. Elle est fixée sur le mur de la maison d'en face, de l'autre côté de la rue. Entre les deux trottoirs, la silhouette de son grand-père lui apparaît en filigrane. Le pauvre homme a été fauché par un motard trop pressé qui ne l'a pas vu traverser la grand-rue. Son grand-père traversait la route pour justement se rendre chez son médecin. Un banal accident de circulation, comme il y en a tant. Une coïncidence malheureuse. Combien de fois, sur des décennies, son grand-père avait-il pourtant traversé cette rue sans encombre ?

Dominique se décide enfin à entrer. C'est presque un pèlerinage qu'il vient de faire. Sans le vouloir. Sans provoquer les choses. Sans remplir un devoir de mémoire. Non, c'était naturel. C'était comme ça. Avant que la dernière scène du dernier acte d'une histoire de famille compliquée soit terminée. Avant que le livre ne se referme.

La maison est mi-close. Elle n'est pas très grande, mais joliment agencée. Comme on le faisait autrefois. De vieux meubles, superbes de bois et de patines, rythment le décor de leurs masses sombres. Il y a des livres un peu partout, quelques bibelots, des plantes vertes, des faïences… Une photographie encadrée de la place Kléber, à Strasbourg, qui date de la jeunesse militaire de son aïeul, attire son attention quelques secondes. La guerre… et la jeunesse de son grand-père. Dont, au final, il ne sait que ce qu'on lui en a raconté. Il y a beaucoup d'autres objets dans la pièce, sur lesquels Dominique ne s'arrête pas vraiment, qu'il regarde sans réellement regarder, comme on le fait, finalement, quand on se promène dans un magasin d'antiquités.
Dominique fixe un instant l'escalier qui mène aux chambres de l'étage. Il songe au fait qu'il n'est jamais allé à l'étage. Il hésite à le gravir. L'interdit subsiste dans sa mémoire.
Le tic-tac de la pendule ne l'aide pas à se décider. Il devient hypnotique. Le temps reprend ses droits. L'odeur de vieux papiers, un peu humide, et de cire, le ramène en arrière. Il délaisse l'idée d'aller visiter l'étage. Dans ce salon, le parquet presque centenaire craque doucement sous son poids, donnant une épaisseur sonore à ses pas et à sa présence en ces lieux. Dominique se souvient que son grand-père recevait dans la cuisine et

uniquement dans la cuisine. Qu'il n'était que rarement entré dans cette pièce. Les marches de la cuisine, la toile cirée de la table… le café… les chaises aux dossiers trop droits… un temps familial, masculin, filial. Agréable, pour Dominique.

Ses souvenirs, du reste, ne sont pas si anciens. Mais, la famille, c'est parfois compliqué. Les drames, les coups du sort, les opinions, les situations se mêlent. Et il y a des conséquences. Dominique n'est pas quelqu'un qui ne pardonne pas et qui ne cherche pas à comprendre. Ni quelqu'un qui juge. Et puis, il connaît le prix des choses et l'importance que leur donnent les gens. Dans son métier, il est confronté à beaucoup de situations très particulières. Il a appris à relativiser. Ces dernières années, il avait œuvré aux rapprochements des générations, de son père et de son grand-père, il avait travaillé à la fin des querelles. À la paix des âmes.
Albert.
Né en 1907.
Décédé en 1992.
83 ans d'existence.
Deux enfants.
Deux veuvages.
Le premier veuvage en 1937.
Un remariage en 1938.
L'autre veuvage quelques années avant sa propre mort.
Un mauvais coup du sort pour quelqu'un qui n'aimait pas la solitude. Cadre dans le textile. Emporté dans la trentaine par la folie meurtrière de la Seconde Guerre mondiale, comme tous ceux de sa génération. Lui-même fils de Jean-Baptiste, l'énigmatique arrière-grand-père qui a encore marqué la famille de Dominique bien après sa disparition.
Un parcours de vie comme il y en a tant, pour Albert. Sans événements extraordinaires.
Si ce n'est cette fichue guerre.

Par la fenêtre du salon, Dominique regarde le jardin. Magnifique jardin qui aura recueilli les passions botaniques d'Albert. Et son savoir-faire. La maxime de Voltaire, « il faut cultiver son propre jardin », prenait ici et maintenant tout son sens. D'ailleurs, quelles étaient les autres plantes du jardin intime d'Albert ?
Étrange personnage que ce grand-père Albert, quand on y songe… Une personnalité tout en contraste…

Ce que constate rapidement Dominique, en furetant à droite et à gauche, c'est qu'Albert avait, dans cette maison, non seulement réuni l'essentiel de ce qui faisait sa vie, mais aussi gardé pieusement nombre de souvenirs et d'objets ayant appartenu à son propre père, Jean-Baptiste.
Pour que sa mémoire demeure ?
Un hommage sentimental du fils vers le père ?
Par réflexe conservateur ?

À bien réfléchir, Dominique n'en savait vraiment pas beaucoup sur la personnalité d'Albert. C'est son père et son oncle qui lui avaient donné le plus d'informations sur lui. Certainement plus qu'Albert, de son vivant, n'en avait donné lui-même. L'homme n'était pas expansif.

Dominique se sent presque comme un étranger en visite dans cette maison. Il se déplace sans bruit, ne touche à presque rien, et quand il le fait, il repose l'objet de sa curiosité à l'endroit exact où il était. Précautionneusement.
Mais, dans le même temps, il éprouve le sentiment un peu abstrait de rencontrer son histoire. D'être comme un plongeur, obligé de marquer un palier de décompression avant de continuer sa remontée. Il ne pourrait l'affirmer à ce moment, mais il se sent comme enveloppé par quelque chose qu'il ne définit pas. Mais qui, au final, va l'habiter petit à petit.
Quelque chose qui le pousse vers un territoire inconnu.
Vers des temps anciens.

Et vers d'autres histoires.

Quelque chose qui fait qu'une fois passées la pudeur du moment et l'appréhension de la situation particulière où il se trouve, il sent la présence de ceux qui ont vécu là avant lui.

Cette « présence » devient peu à peu presque palpable et, quelque part, elle l'invite à prendre pleinement possession de l'espace et de l'instant. Elle l'encourage à ne plus réfléchir, mais simplement à ressentir et à se laisser guider.

C'était un peu comme si le temps d'avant et le moment présent voulaient se rejoindre.

Et qu'il se trouvait physiquement debout au milieu du pont.

C'était, et il me le confessera plus tard, « *des minutes étranges, ponctuées par des sensations nouvelles* ».

Sentir la présence de ses aïeux dans de pareilles circonstances, et plus particulièrement une de ces « présences » sans qu'il parvienne à l'identifier, chahutait sa logique.

D'autant que le sentiment n'est pas mot.

Qu'il ne se traduit pas instantanément.

Que l'explication au phénomène ne se trouve pas dans un dictionnaire.

Dans les faits, Dominique est venu une dernière fois chez Albert, « pour se souvenir ». Pour lui rendre un dernier hommage. Mais, là, en cet instant, dans son esprit, ce n'est plus aussi simple. Ni évident. C'est moins « logique » qu'il n'y paraît.

La pendule égrène le temps, imperturbable. La grand-rue est maintenant silencieuse. Fontaine-les-Grés se prépare à la nuit. Un courant d'air frais entre dans la pièce en même temps qu'un claquement sourd contre la façade le fait sursauter. Dominique avise une fenêtre entrouverte sur sa crémone. Et un volet qui claque au vent. Il traverse le salon, ouvre la fenêtre, tire le volet de bois et referme le tout. Il tire aussi le lourd rideau en velours vert, par réflexe. Comme si ce qui était dans la maison ne devait

pas s'échapper. Devait rester secret. Comme s'il était important pour lui, inconsciemment, de s'isoler, ici et maintenant.
Il réfléchit quelques instants après avoir jeté un coup d'œil rapide à sa montre-bracelet. Il revient dans sa réalité. Il songe que demain, très tôt, il reprendra le service. Dominique est sous-officier de gendarmerie. Il est militaire de carrière depuis une dizaine d'années, à cette date. C'est un homme rompu aux contraintes. Il regarde à nouveau sa montre, compte machinalement le temps de trajet qui le sépare de la caserne et en conclut qu'il arrivera bien après le dîner. Il reste dans ses horaires. Rien ne presse.
Il fait jouer l'interrupteur d'un lampadaire sur pied posé près d'un vieux fauteuil aux tissus passés. Il s'y assoit.
Le fauteuil est confortable. L'ambiance apaisée. Il se sent bien.
Il promène encore son regard dans la pièce, « pour une dernière fois », songe-t-il. Il se dit « qu'on n'emporte rien avec soi ». Quand on trépasse, on perd tout, jusqu'à son corps. Mais le « matériel » rassure les vivants. Il témoigne de ce que chacun veut bien voir.

Dans la bibliothèque, ici et là, des livres, en rangs, des reliures de cuirs et de papiers, de vieilles éditions empilées… et puis il y a la tranche dorée, d'un volume posé à plat sur le coin d'un meuble, qui répond par reflets à la discrète ampoule du lampadaire. Intrigué par cette dorure, car la maison ne fait pas dans le luxe, mais plutôt dans un confort « ouvrier » d'antan, Dominique se lève et se dirige vers l'objet. C'est un missel. Il le prend et le regarde sous toutes les coutures. La couverture est en cuir sombre, avec des lettres gravées, tout en dorures, elles aussi. C'est un bel objet.
Le livre de prières d'Albert ?
L'édition est très ancienne. Il le voit immédiatement.
Il feuillette les pages de garde.

Non, ce livre appartenait à Jean-Baptiste, son « fameux » arrière-grand-père. « Le chimiste ».
Il est pris d'une certaine émotion en constatant le fait. Tant d'années symbolisées en un objet...
Dominique est croyant, le livre prend d'autant plus de valeur à ses yeux.
De valeur et de sens.

Sans plus y réfléchir, Dominique glisse le missel dans la poche de sa veste.

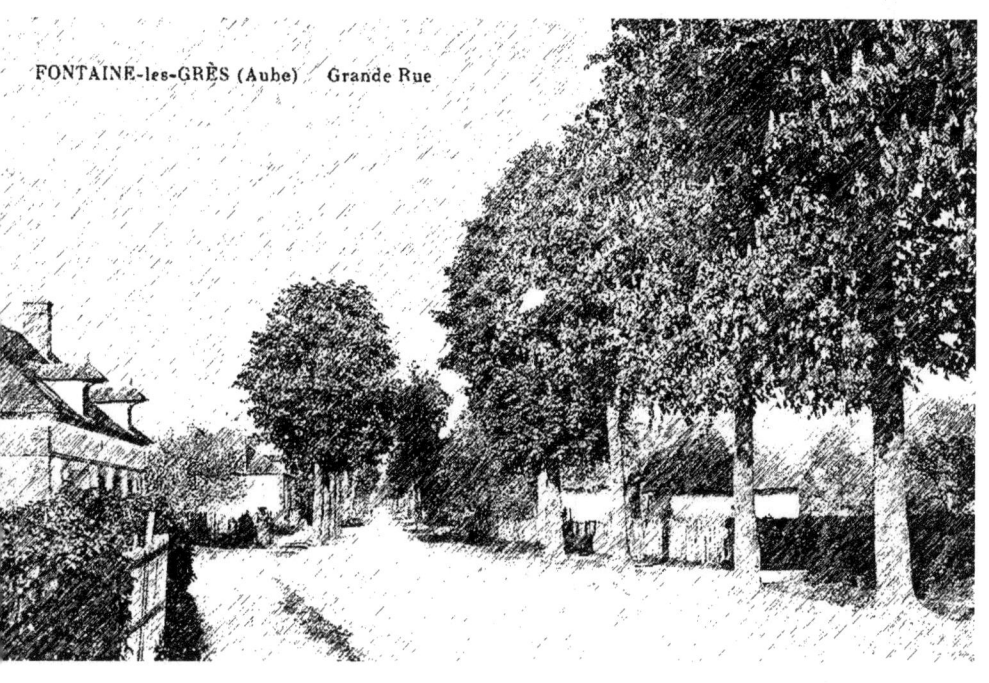

Illustration réalisée d'après photographie par traitement informatique
Cat's Society copyright 2023

II
À la source du sérum

Printemps 1987. Dans un peu moins de cinq ans, le village de Fontaine-les-Grés ne sera plus qu'un lieu de souvenirs pour Dominique. Un village fantôme bordé d'un cimetière. La maison d'Albert rejoindra les vieilles photographies conservées dans une boîte en carton, elle-même rangée dans le placard à souvenirs. Dominique ne s'en doute pas à cette date. Du reste, qui pouvait prévoir l'accident fatal d'Albert dans la grand-rue ?

Mais là où nous reprenons le récit, c'est une visite familiale qui occupe le dimanche après-midi. Dominique, accompagné de Michel, son père, rend visite à l'oncle Louis. Le grand-oncle réside lui aussi non loin de Troyes. L'ambiance est détendue. La bonne humeur règne dans la voiture. La vie peut être légère quand on lui laisse la main et quand on arrive à oublier les affres du quotidien sur le bas-côté de la route.

Autour du village de Saint-André-les-Vergers, le printemps donne de belles couleurs à la campagne troyenne. Ce jour-là, l'ambiance a quelque chose de bucolique. Les maisons aux façades en pans de bois, les bois de l'île Germaine, le canal de la fontaine Saint-Martin, le bassin des Roises, le magnifique parcours des Viennes… Dominique aime ce village hors du temps qui fut, à l'Antiquité, une étape de la voie romaine édifiée entre Auxerre et Troyes. Chargé d'histoires, de grandes et de petites histoires, Saint-André est particulièrement séduisant et sa population accueillante. C'est un village très représentatif du bon vivre de l'Aude. Bref, c'est un détour agréable à faire.

D'autant que Dominique est sensible à la philosophie comme à la poésie des saisons. Et puis, les événements professionnels qu'il a vécus dans cette dernière période cautionnent son besoin de légèreté. Le printemps est synonyme de renouveau. De nouvelles gestations. Et elles engendreront nécessairement des changements. Ces petites excursions en famille le

réjouissent toujours. De plus, il nourrit une affection particulière pour le personnage qu'ils vont visiter. Louis ayant peu à peu affectivement occupé la place de son grand-père Albert, frère de ce dernier, et ce, il y a bien longtemps déjà. Et puis, « tonton Louis » est le seul à lui raconter l'histoire de sa famille paternelle. Même si Dominique a conscience que des « non-dits » émaillent son récit. Que les secrets resteront des secrets ! Que l'histoire n'est probablement pas si facile à raconter quand on a en tête de ne contrarier et de ne blesser personne. Le père de Dominique élude systématiquement le sujet de « la famille paternelle ».
Et Dominique respecte cette posture.
Taiseuse.
Taiseuse et qui peut, si elle est chahutée, devenir taciturne.
Alors, à quoi bon forcer les choses ?

Avec l'oncle Louis, pour en savoir plus sur l'histoire du nom et des aïeux, tout réside dans l'art de ne pas poser de questions. Un jeu tout en finesse que Dominique apprécie à sa juste valeur. C'est un peu comme faire la lecture d'un livre de maximes ou de poésie, en piochant dans le texte au hasard des pages, sans chercher à respecter la chronologie imprimée de l'éditeur. C'est une autre saveur, une autre façon de lire et d'apprendre.

Assis dans la cuisine, une fois le café servi et quelques banalités échangées entre deux biscuits croqués, comme on le fait avec les anciens, c'est-à-dire sans spécialement choisir le sujet de conversation, Dominique écoute avec affection « tonton Louis ».
Habituellement, le vieil homme parle de sa vie, de l'époque, de son ancien métier, de son jardin, des petits tracas de la commune… Pourtant, ce jour-là, sans qu'il ne sache bien pourquoi, la conversation dévie peu à peu sur le « fameux » arrière-grand-père, Jean-Baptiste Large. Père de Louis et d'Albert.
Louis explique, entre le café et le petit verre de liqueur de cassis, que son père nourrissait une passion pour la botanique et la chi-

mie, et qu'à *la Belle Époque*, il avait travaillé dans des officines que l'on qualifierait aujourd'hui de boutiques bio ou de parapharmacies. Comme quoi, *la jeunesse d'aujourd'hui n'avait rien inventé*.
À en croire Louis, son père serait même *l'auteur d'une crème miracle*. D'un *baume de rajeunissement*.
La formule de ce produit aurait *agi avec un certain succès sur ceux qui l'avaient essayé à l'époque*. Pour Louis, il ne s'agissait pas d'une banale « *recette de bonne femme* », mais bel et bien d'un produit cosmétique comme l'industrie du genre en produirait aujourd'hui.

L'information ainsi distillée piqua la curiosité de Dominique. D'autant que Louis insista sur le fait que *cette crème avait vraiment des vertus extraordinaires*. Et que *tous dans la famille le savaient et l'avaient reconnu*.
L'événement daterait du début des années 1900, et une date est même avancée avec plus de précision par l'oncle Louis : 1907. Année de naissance de son frère, Albert, d'ailleurs. D'autant plus facile à retenir…

Les motivations de Jean-Baptiste pour créer cette crème ?
Un drame familial.
La perte de sa maman à l'âge de 14 ans.

Ce ne sont donc pas les évolutions hygiénistes et les modes de l'époque qui auraient motivé cette création, ni la demande locale et encore moins les bénéfices que la réclame et la vente faite par une officine auraient pu lui donner.
Le propos était tout autre.
D'après Louis, Jean-Baptiste aurait fait une promesse, ou plutôt se serait fait une promesse, car il était malheureusement trop tard pour la tenir, et ce, sur le lit de mort de sa maman, Émilie. Émilie, qui mourrait alors prématurément, la soixantaine à peine effleurée, pour une raison que Dominique ignore.
Comme Louis l'ignorait à l'époque de sa confession.

Les femmes mourraient tôt en ce temps-là. Souvent en couche, souvent par manque de soins médicaux, souvent par usure à cause d'une vie trop rude. Pourtant, Émilie n'avait eu qu'un fils : Jean-Baptiste. Et elle n'a dû manquer de rien, vu la classe sociale à laquelle elle appartenait. La famille Large ne vivait pas dans le dénuement et l'isolement que certaines campagnes du Sud-Est et du Centre de la France pouvaient connaître dans ces époques reculées. Pour Dominique, l'énigme sur les circonstances de la mort d'Émilie demeurera donc.
En revanche, ce que raconte Louis ce jour-là est émouvant. Jean-Baptiste aurait confié à ses garçons, au sujet de leurs grand-mères, *qu'il avait été choqué* par *l'apparence physique de sa maman dans les dernières heures de sa vie. Et il insista sur le fait.*

Un traumatisme, visiblement, qui le conduira à faire des recherches sur une « fontaine de jouvence ». Il est plus que probable que le visage d'Émilie, ridé et marqué par les stigmates de la mort, ait durablement impressionné son fils.
Le teint grisâtre d'un moribond est assez particulier pour être reconnu entre mille. Pour ceux qui ont malheureusement fait l'expérience douloureuse d'accompagner un proche vers son dernier soupir, les ultimes images du défunt perdurent dans l'esprit encore plus que dans le souvenir. Elles se traduisent fréquemment par une impression indélébile et presque inconsciente, mêlée à une masse de sentiments confus, avec la peur en toile de fond. En cela, la réaction du jeune Jean-Baptiste peut paraître on ne peut plus normale.
Louis insiste pourtant : Jean-Baptiste, *son père, aurait axé son devenir à partir de ce fait.*
De ce drame.
Au motif de la préservation de la jeunesse de l'être aimé.

Tendre et troublante histoire… qui sonne presque comme une ode à l'amour filial. Qui résonne de tendresse comme une chanson d'un autre temps. En tous les cas, elle fut suffisamment sincère et évocatrice pour qu'elle imprègne des décennies après les faits le propre fils de Jean-Baptiste.

Une question brûle alors les lèvres de Dominique : pourquoi un adolescent, issu et certainement marqué dans son éducation par le milieu viticole, où ses aïeux comme son propre père exerçaient depuis des lustres, ne se tourna-t-il pas vers les affaires familiales, et opta au final pour un autre schéma de vie ?
C'est une émancipation curieuse que celle de Jean-Baptiste pour l'époque...
Et qui avait dû poser des problèmes, d'autant qu'il était fils unique. On ne badinait pas avec la notion de succession au XIXe siècle, c'est un fait notoire.

Par la suite, Dominique mènera sa propre enquête. Avec une pensée « *imprégnée d'un sentiment indéfinissable* », comme il le confessera lors d'un de nos premiers entretiens.

Ce dimanche, Louis parlera encore de la passion du jardinage de son père, de ses nombreux voyages, de la Première Guerre mondiale... de ses souvenirs d'enfant, qu'il a dû ressasser et qui, avec le temps, ont acquis une légitimité intellectuelle.
Le récit de Louis était certainement un peu corrompu par le temps et par les caprices de la mémoire, mais il était frais.
Louis offrait là à Dominique un témoignage vivant et honnête autant qu'inattendu.

Quand Dominique posa la question de savoir ce que contenait cette crème miracle, et si, par le plus grand des hasards, quelqu'un de la famille avait conservé sa formule, Louis répondit que *non* en soupirant.
Qu'il n'en savait «*fichtrement rien*» et que c'était *bien dommage qu'elle se soit perdue. Mais que veux-tu, ainsi va la vie, mon petit bonhomme...* C'était là les derniers mots de l'oncle sur le sujet. Du reste, *l'heure avançait* et il était *grand temps de rejoindre Michel au*

jardin, qui pendant ce temps faisait un tour « amoureux » du potager et de la petite serre de tonton Louis.
Bon sang ne saurait mentir, une chose est certaine : dans cette famille, on aime le jardinage !

Quelques années plus tard, Dominique parviendra à mettre des dates sur ces événements que lui avait racontés Louis ce jour-là, ceci avec le concours d'un ami fonctionnaire de préfecture.
Quand Émilie est morte en 1887, son fils Jean-Baptiste n'avait effectivement que 14 ans, puisqu'il était né en 1873.
Albert et Louis sont nés dans la fin de la première décennie du XXe siècle. Avec peu d'écart.
Jean-Baptiste est mort en 1959.

À ce stade du récit, au moment de cette visite, la promesse que Jean-Baptiste avait faite à sa mère datait de plus de 100 ans !

Pour ces raisons temporelles, l'histoire aurait pu se terminer ici, et se résumer à la création d'un banal arbre généalogique. Mais le destin en décida autrement. Et là encore, le temps prit le temps de la prendre. Car force est de constater, dans ce récit, que pour la famille Large, de père en fils, le temps œuvre avec une certaine originalité.

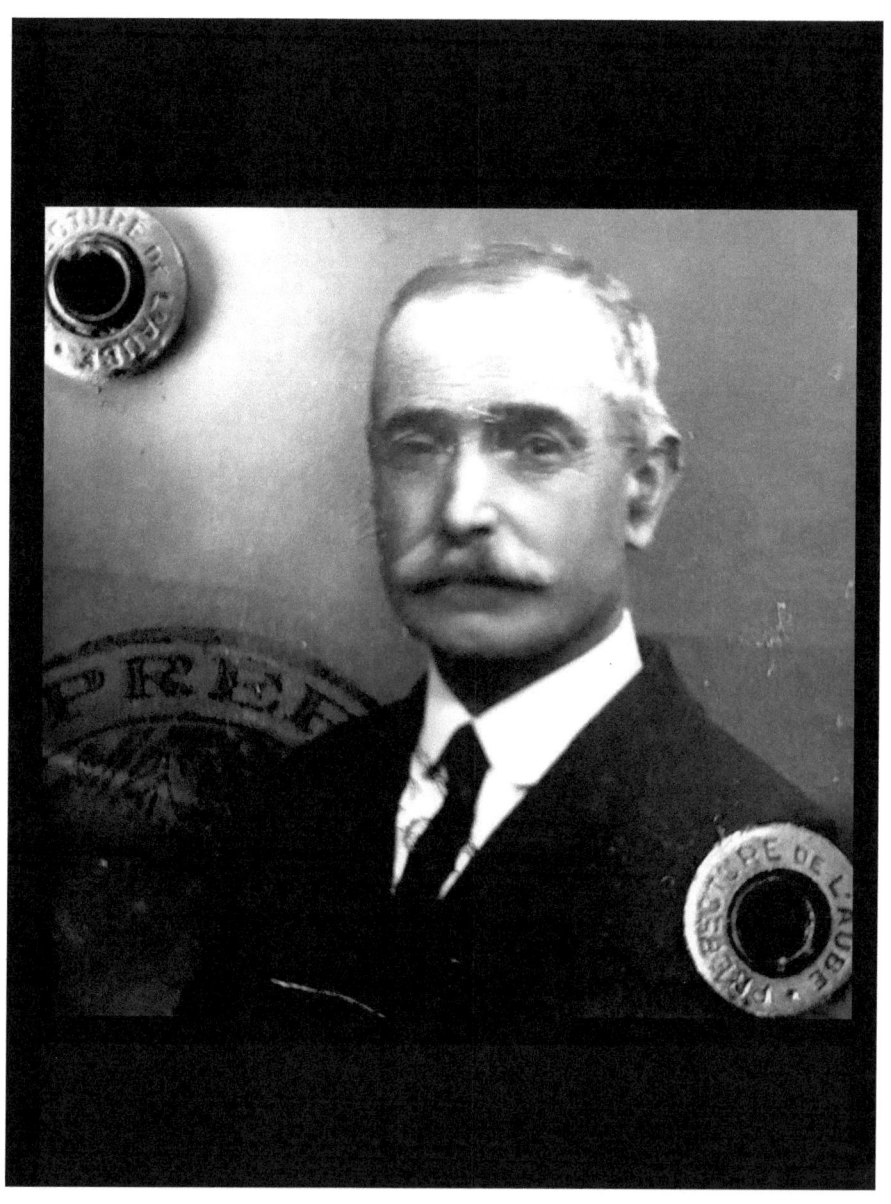

Illustration réalisée d'après photographie par traitement informatique
Cat's Society copyright 2023

III

Et la lumière fut

2019. C'est une soirée sereine, presque contemplative que vit Dominique en sa demeure. C'est aussi un nouveau printemps qui s'annonce dans le crépuscule. Et depuis 1992, année du décès d'Albert, 26 autres printemps ont défilé. L'oncle Louis est lui aussi au paradis.

Dominique n'apprécie que modérément la fréquentation des écrans ; aussi, après le dîner, il a tendance à s'isoler pour se consacrer à une de ses activités favorites : la lecture.
Et dans le domaine, il est gourmand de tout. Mais ce soir-là, il délaisse les bandes dessinées, les romans en cours de lecture et autres documentaires illustrés, pour lire la Bible. Parfois, il en ressent le besoin. Et à ce moment précis où nous reprenons le cours de notre histoire, le calme de la soirée et l'ambiance sont propices à cette lecture.

Chacun voit dans ces écritures ancestrales et sacrées ce qu'il y veut.

Chacun est libre d'en tirer un enseignement, ou simplement une réflexion ou une prière.

Et c'est justement en ça que Dominique en apprécie particulièrement la lecture.

La liberté et l'intimité même de cette liberté lui ont toujours apporté un certain réconfort spirituel. Et une certaine inspiration dans son quotidien.

Le missel de Jean-Baptiste l'accompagne depuis le triste soir de sa visite dans la maison d'Albert. Dominique n'a qu'à ouvrir le tiroir de la table de nuit pour s'en saisir.
Dans le confort de sa chambre.
Dans la tranquillité de sa maison.

Et Dieu sait qu'il l'apprécie, ce confort.
Comme il apprécie cette époque de transition qu'il vit.
En tant qu'officier de gendarmerie, pendant des années, Dominique a œuvré par monts et par vaux, et le plus souvent dans un confort spartiate. Et dans des contextes émotionnels difficiles.
Alors, il apprécie ces petits moments de solitude et d'apaisement « voltairiens » autant qu'aériens, spirituellement parlant.

Je ne sais pas, et nul ne saura, quel passage de la Bible aura eu les faveurs de sa lecture ce soir-là, ni quel ange passa au-dessus de lui, mais quand il se leva de son lit, apaisé et repu de la bonne parole des évangiles, pour rejoindre au salon les « couche-tard » de sa maisonnée, il était à des années-lumière de deviner ce qui allait se passer.

Alors qu'il s'apprêtait comme à l'accoutumée à remettre le précieux ouvrage dans son étui, puis dans le tiroir de la table de nuit, la reliure ne rentra pas dans son logement.
Quelque chose coinçait.

Les missels sont pleins d'attentions, d'intentions et de croyances, et parfois même de superstitions. On trouve communément, entre les pages, des indices, des traces de vies, voire des souvenirs intimes de leurs propriétaires.
Une vieille photo, des icônes représentant tel ou tel saint, une image pieuse datant des jeunes années du catéchisme, un trèfle à quatre feuilles ou encore un petit mot d'amour griffonné à la hâte...

C'est sur cette dernière piste que Dominique avance.

Le missel de Jean-Baptiste renferme de multiples secrets, et justement, toutes ces choses évoquées plus haut s'y trouvent peut-être et pourraient être la cause de ce divorce entre le missel et son rangement. Ces « petites choses » coincées entre les pages, ou dans la reliure, c'est aussi ce qui donne une dimension supplémentaire à sa lecture. Au gré de celles-ci, Dominique est « tombé » sur des indices de vie de son arrière-grand-père. L'idée est émouvante.

Malheureusement, peu de gens ont la chance de vivre de pareils instants. La mémoire matérielle des familles tend à disparaître au fur et à mesure que le prix du mètre carré habitable augmente. Mais, quoi qu'il en soit, là, le livre ne rentre pas dans son étui.

Après examen, Dominique comprend alors que c'est une petite feuille pliée, sortie de son logement probablement centenaire, qui bloque la manœuvre. Il la retire doucement de la tranche du livre, en prenant garde de ne pas la déchirer, pose le missel sur le chevet, et enfin s'assoit sur le lit et regarde le papier quelques instants pour juger de sa valeur.
Pliée en quatre, rongée par le temps, jaunie par le feu naturel du papier, la trouvaille de Dominique ressemblerait presque à ces petits mots qu'il s'amusait à faire circuler de table en table dans les salles de classe à l'insu de l'instituteur, quand il était enfant. La pliure n'est même pas stricte. Le papier est tout ce qu'il y a de plus ordinaire. Mais ce qui est certain, c'est que ce billet date de loin.

Dominique le déplie précautionneusement. L'encre a bien évidemment pâli, mais contre toute attente, cela reste lisible. L'écriture est rapide, pressée même, comme on ferait pour prendre en note un rendez-vous au téléphone. Pour Dominique, habitué de l'analyse policière, il ne fait aucun doute que ce billet rédigé à la hâte a été écrit par un homme. Peut-être par Jean-Baptiste lui-même ?
Dominique rechausse ses lunettes et place le papier sous la lampe de chevet, et sa lecture lui donne soudainement un coup au cœur ! C'est de toute évidence une formule qu'il tient dans la main.
Une formule ancienne et mystérieuse.

Mystérieuse parce que ses compétences en la matière ne lui permettent pas de l'identifier à coup sûr.

Par contre, ce qui est possible, c'est que cette formule soit celle d'un produit de soin, car il reconnaît quelques éléments et quelques symboles chimiques inscrits.

Dubitatif, Dominique range le missel dans son étui.

Puis le remet dans la table de nuit.

Il reprend le papier et cette fois le garde en main.

Il réfléchit quelques secondes.

Puis, se demande soudain :

« Et si c'était la fameuse formule de l'élixir de jeunesse de Jean-Baptiste ? »

IV

Jean-Baptiste en son temps

La Belle Époque, de la fin du XIXe siècle jusqu'au début du XXe, ouvre la voie au cosmétique moderne. Entendons par le terme « moderne » la définition de celle que nous connaissons aujourd'hui. Dans nos entretiens, Dominique Large reviendra à plusieurs reprises sur le sujet important du « bien-être ». De l'apport cosmétique à l'âme, en quelque sorte. Et c'est justement à cette époque que le cosmétique se différencie du « maquillage » et des artifices poudrés de l'ancien temps, au profit de cette notion de bien-être. Le cosmétique progresse aussi doucement vers une approche plus philosophique des bienfaits qu'il peut procurer : combattre le vieillissement. Souvent prématuré, il y a un siècle. Combattre aussi le petit défaut physique handicapant en société, la petite tare congénitale : eczéma, rougeurs, rides et ridules excessives, peau grasse et peau sèche.
Contrairement à l'idée reçue qui consiste à penser que le domaine du cosmétique a longtemps appartenu aux femmes, qu'il leur était plus ou moins réservé, il n'en est rien. Mais nous y reviendrons.

Entre les années 1880 et 1914, la période est appelée la Belle Époque. Belle, parce qu'elle est tournée vers l'innovation, vers la beauté et justement vers ce bien-être que nous évoquions. Trois idées que Jean-Baptiste Large saisira au vol. Et que Dominique a lui aussi faite sienne aujourd'hui. À la Belle Époque, on aime le décorum, le beau et l'apparat. Ce ne sont pas forcément des années de « pompiers », comme précédemment vécues pendant l'Empire, et réservées à l'élite de la population. Elles sont plutôt axées sur un esthétisme global. Architectural tout d'abord, le baron Hausmann a donné le coup d'envoi dans la capitale, artistique ensuite, et au final « accessoiriste », dans la mode féminine comme masculine. Pour la première fois peut-être, c'est le corps qui doit révéler l'accessoire et non l'inverse. Il était donc normal que dans ces décades prodigieuses de créativité, nous y retrouvions l'essor du cosmétique. Mais approfondissons un peu et situons les choses : la tour Eiffel est sortie du sol pour la grande Exposition universelle de 1889, donc depuis 18 ans déjà, au moment où Jean-Baptiste Large crée sa crème et où le grand-père de Dominique naît. En 1907, on ne cite que Zola, mort depuis 5 ans déjà, et on lit Maupassant, Colette et Apollinaire. Renoir et Monet sont devenus des icônes de l'art et Picasso s'apprête à révolutionner la peinture une fois pour toutes, avec Matisse et Mondrian. L'abstraction pointe son nez, partout en Europe. Déjà dix ans que Munch a poussé son « *Cri* » pictural et prophétique. Gounod a passé le flambeau à Satie et sa musique inclassable ouvre une ère nouvelle. Les frères Lumière ont œuvré, Méliès a saisi l'opportunité créative que lui donne la pellicule et propose en cette même année 1907 au public parisien son adaptation de *Vingt mille lieues sous les mers* du célèbre romancier nantais, Jules Verne. La photographie est la nouvelle passion de la bourgeoisie et la France vient d'en finir avec l'affaire Dreyfus qui aura monopolisé le podium pendant 13 ans ! En 1908, les cendres de Zola seront transférées au Panthéon, et cela fait déjà une bonne année que Clemenceau est à la barre du navire républicain. Sissi l'impératrice d'Autriche a été assassinée il y a plus de 10 ans déjà. Le monde va pourtant bientôt vivre le pire, mais à cette date, personne n'en a conscience.

À Paris, avec l'essor de l'architecture moderne, le décor est planté et il brille de mille feux. Les grands magasins sont à la mode et les « élégantes » rivalisent d'originalité. Rester jeune et belle, avoir un joli teint et des dents saines, une coiffure haute et la taille enserrée, c'est la gageure de l'époque. La femme n'a plus peur de séduire. Aux bonheurs des dames. Jean-Baptiste, bien qu'ayant œuvré aux jardins de Versailles en tant que jardinier et botaniste passionné, n'est plus à Paris en 1907, mais dans l'Aube. Et pourtant, c'est là qu'un apothicaire lui fera la demande de venir travailler avec lui. Il connaît les plantes et la chimie. Deux secteurs indispensables pour répondre à la demande cosmétique.

La société évolue et la femme s'émancipe, autant que l'homme appréhende le besoin de séduire et, osons le dire, de plaire. Les soins du corps, de la pédicure à la manucure deviennent à la mode et, imaginez-le si vous le pouvez, on « descend à la mer », dans les nouvelles stations balnéaires à la mode de l'Atlantique et de la Méditerranée pour se « haler » le teint ! De Biarritz à Deauville en passant par Dinard et Nice. Chose encore inimaginable quelque temps plus tôt : le teint blanc était de rigueur pour la femme ou l'homme du monde, le bronzage quant à lui était réservé aux paysans et aux ouvriers. Concrètement, être bronzé, jusque-là, c'était vulgaire.

En 1907, de plus en plus de femmes, des bourgeoises ou des femmes actives exerçant des professions comme couturières, employées de bureau, infirmières ou encore commerçantes, peuvent accéder à un niveau de vie plus correct que leurs mères et donc, une fois l'essentiel du quotidien assuré, elles ont de quoi s'offrir des soins, de l'accessoire et du bon temps. C'est d'ailleurs à cette époque que naît la presse féminine, et un certain monsieur Schueller en fera un support pour les produits de sa marque, en y multipliant les publicités, dès 1909. Ses produits fleuriront bientôt sous le nom de L'Oréal, marque qu'il créera 2 ans plus tard. Eugène Schueller s'intéresse fortement à la chimie d'une part, et à la botanique d'autre part. Ce qui n'est pas sans nous rappeler les passions et métiers d'un certain monsieur Jean-Baptiste Large. Le XXe siècle sera chimie ou bien ne sera pas. Il faut bien comprendre que la science passionne les foules d'alors, quel que soit le domaine, de l'électricité au téléphone en passant par l'ampoule à filament, le pneu Michelin et le cinéma. Et c'est dans tous les domaines qu'elle rayonne, le prodigieux développement de l'industrie de la Belle Époque faisant foi. Pour Schueller, cela commencera avec la teinture pour « poils disgracieux » et « cheveux ternis ». Pour Jean-Baptiste Large, il ne sera pas question de commercialisation de sa crème miracle.

La presse féminine naissante n'est pas en reste, et elle aussi, elle aime l'innovation. Elle est illustrée par des gravures qui sont collectionnées par ces dames, et elle affiche clairement les tendances. Les revues sont déjà nombreuses, citons au hasard des encyclopédies des médias : *La Mode universelle*, *La Mode de Paris*, *L'Illustrateur des Dames*, *La Mode pour tous*...
La lectrice devient alors « cliente ».
La notion est importante.
C'est une nouvelle philosophie commerciale qui naît là.
Et une nouvelle façon de consommer qui apparaît.
Et ça, c'est révolutionnaire, comme dira quelque temps plus tard un certain monsieur André Citroën.

Côté publicitaire, dans le secteur du cosmétique, on trouve de tout et on est assez loin du sérieux et de la mission qu'un certain Jean-Baptiste Large s'est autoconfiée et de la ligne que tient son arrière-petit-fils, Dominique. Loin du produit de famille et de sa formule « magique ». Loin du sérum que produit Dominique aujourd'hui sous la marque Polare.
Les graines, les feuilles, les pots-pourris, les savons, les produits d'hygiène, les élixirs et les sirops miracle tiennent forum dans cette nouvelle presse. Les produits magiques y rivalisent d'audiences. Et globalement, dans les annonces de 1907, on voit que les services proposés sont les mêmes qu'aujourd'hui : un joli teint, une poitrine généreuse, une taille fine, de beaux cheveux... À noter que les poils et autres duvets sont déjà dans la ligne de mire de ces dames. Je prends pour le plaisir quelques exemples glanés ici et là :
« La femme la plus poilue de France recommande Hydrogine. »
« Prenez garde, Madame, vous commencez à grossir, et grossir, c'est vieillir. Prenez donc tous les jours deux dragées de Thyroïdine Bouty. »
« Le Savon de l'Amiral à l'extrait de fiel spécial fait maigrir la partie de corps savonnée. »

Car si la tenue féminine de ville est pudique, l'intimité exige, secret d'alcôve ou non, en cas de légitimité comme d'illégitimité sexuelle, d'être pour la femme de 1907, comme les « cocottes » de la Belle Époque, comme celles qui sont représentées sur les cartes postales et les affiches des cabarets, c'est-à-dire appétissantes, désinhibées et sensuelles même sans corset à lacets et bottines à talons. La belle Otero, Mata-Hari et bien d'autres encore sont les références érotiques absolues du moment ! Ces femmes incarnent la grâce, le charme, la séduction et l'amour physique. Le piment, l'élégance et le nouveau bien-être féminin, révolutionnaire lui aussi, car revendiqué par des femmes que la morale républicaine et l'Église réprouvent. Zahia n'a rien inventé. Que voulez-vous, depuis que le monde est monde, la femme est belle, et elle tient à sa beauté, tout autant que les hommes tiennent à ce qu'elle y tienne.

Lola Montès, actrice, danseuse exotique, bien avant Joséphine, courtisane et maîtresse des rois, laissera à la postérité, bien après sa mort, un ouvrage de secrets modestement intitulé *L'Art de la Beauté ou les secrets de la toilette,* un livre édité par J. Taride, à Paris en 1879. Émilienne d'Alençon, elle, publiera *Secrets de beauté pour être belle, un petit recueil* en 1919 qui se tient en une série de conseils utiles pour les soins de la femme. Aujourd'hui encore, les conseils de beauté du Cabinet de toilette, dans les carnets de la baronne Staffe, publiés entre 1889 et 1908, font référence pour la période de la Belle Époque. On y retrouve des recettes de cosmétiques à base d'eaux florales, d'essences et d'huiles essentielles, de teintures, de vinaigres variés, d'arachides, d'huile d'amande douce, de beurres divers, de talc et encore d'autres ingrédients culinaires comme la crème ou les œufs.

Les « cosméticiens », quant à eux, garderont leurs secrets de fabrication jalousement, y ajoutant d'ailleurs « le brevet de chimie » ou « de pharmacie » pour le garantir. Ces inventeurs puiseront la plupart du temps dans les découvertes récentes de la chimie, faites jusque dans l'armement, comme dans les recettes de grand-mère. Ou les recettes régionalistes. Ces dernières ne sont pas négligeables en raison de la connaissance et de l'utilisation de certaines variétés de plantes peu communes, mais dont les vertus sont prouvées par leurs utilisateurs locaux.

Quelle était d'ailleurs la teneur exacte de la formation initiale en chimie de Jean-Baptiste Large ?

Et quelle était la nature exacte de ses compétences botaniques ?

À l'heure où j'écris ces lignes, nous n'en savons rien. Ou peu de choses. Et cela tiendra dans le compte rendu du laboratoire qui validera la formule de Jean-Baptiste sous l'initiative de Dominique.
Pour Dominique, l'histoire de son arrière-grand-père a été assez difficile à retracer avec précision. C'est en fait grâce à son livret militaire et son statut de réserviste que nous connaissons ses différents changements d'adresse. Et différentes activités. Le tout tamponné par les préfectures et sous-préfectures concernées.
Ce qui apparaît clairement, néanmoins, c'est que la Grande Guerre mettra un terme à son parcours qui semblait orienté jusque-là vers le cosmétique et la botanique. D'ailleurs, en 1907, à la naissance d'Albert, Jean-Baptiste travaille dans une officine dédiée aux soins du corps, aux cosmétiques et aux soins par les plantes.
Jean-Baptiste, au sortir du conflit, ne sera libéré qu'un an après l'armistice et il terminera la guerre dans les services des hôpitaux des armées. Ces 5 années passées au service de la patrie handicaperont probablement le cosméticien qu'il était ou qu'il semblait vouloir devenir. En 1919, Jean-Baptiste Large était âgé de 46 ans, marié et père de famille. On pourrait imaginer alors que pour lui, il n'était plus temps d'entreprendre. Et qui sait ce que l'effroyable boucherie de cette guerre avait laissé en lui…

Les laboratoires dédiés à la recherche et à la création de cosmétiques se multiplient pendant l'avant-guerre et les sociétés exploitantes également. Reprenons l'exemple d'Eugène Schueller, fondateur de la « Société française de teintures inoffensives pour cheveux » créée en 1907, et qui donnera naissance à la marque L'Oréal en 1909. Mais il n'était pas le seul sur le créneau, loin de là. Le secteur des produits de beauté connaît à la Belle Époque un développement sans précédent. Les boutiques se multiplient dans tous les centres des grandes villes, tout comme les cabinets de toilette et les salles de bains dans les foyers bourgeois et dans les établissements hôteliers, et jusque dans les paquebots et les trains pour qui voyageait en première classe. Et le secteur se démocratise petit à petit pour répondre à la demande.

Dès 1856, la « Parfumerie des familles » lance des produits cosmétiques « discount » dans des gammes d'eaux de toilette, de pommades et autres « cold-creams » pour que les bourses du plus grand nombre puissent les acquérir. On commence même à parler d'industrialisation de ces produits. Notons maintenant les dates de quelques révolutionnaires brevets du genre :

Le premier fard non gras pour le teint daterait de l'année 1863.

Le premier bâton de rouge à lèvres en tube, de 1870.

La première crème hydratante longue conservation de chez Nivea, de 1911.

La maison Guerlain, et la marque existe déjà depuis 1822, lance le premier parfum unisexe en 1889 !
Ce parfum est d'ailleurs le premier à faire intervenir des composants de synthèse comme la vanilline et la coumarine au lieu d'utiliser de véritables essences de fleurs.

Diadermine vend ses produits depuis 1904, Caron depuis 1903 et Roger & Gallet depuis 1862.

Pour toutes ces marques, hors parfumeurs d'exception, les «cold-creams» sont les grands bestsellers de l'époque, et Jean-Baptiste, comme d'autres, travaillera sur le sujet avec succès, preuve en est faite, puisque ce livre ne serait pas dans le cas contraire.

Ces crèmes étaient le plus souvent élaborées selon des recettes inspirées *du cérat de Galien*. L'invention de cette crème est attribuée au médecin Galien, qui exerçait au IIe siècle de notre ère. La formule originale contient de la cire d'abeille et de l'huile d'amande douce, qui forment alors, dans leur addition, une pommade appelée «cérat». Au XIXe siècle y sont ajoutés du borate de sodium ainsi que de l'eau de rose. À la Belle Époque, on y ajoute aussi de la cire d'abeille blanche et du *blanc de baleine*, diverses sortes de teinture, de l'extrait de lys et de la glycérine. Ce sont là les ingrédients phares de la recette «commune» à l'essentiel des fabricants.

En plus de cette base, les laboratoires de l'époque «aromatisent» les crèmes, sans avoir spécialement recours à la chimie en dehors des distillats habituels. Ils améliorent l'ordinaire avec des essences aromatiques, des huiles essentielles, des teintures, des eaux florales, des tanins, des vinaigres, des amidons, de la poudre d'iris, des poudres minérales et encore d'autres ingrédients «prodigieux» ou exotiques.

La chimie des Trente Glorieuses mettra justement un terme à l'utilisation de ces ingrédients, avant qu'ils ne reviennent en force depuis le début du XXIe siècle, avec l'engouement du public contemporain pour le «bio» et donc pour le «naturel», mais dans l'esprit de la préservation et du respect des ressources naturelles et animales. Ce qui amène quelques complications pour les fabricants d'aujourd'hui.

La chimie de la Belle Époque est en revanche fortement sollicitée dans les colorations capillaires et les produits dépilatoires, mais aussi dans une certaine gamme des cosmétiques pour le visage ayant pour vocation à lutter contre le vieillissement : acide borique (borax), bicarbonate de soude, acide tartrique… ce qui n'est pas sans établir de parallèles avec notre époque, et certaines injections, mais nous y reviendrons ultérieurement. Ces dernières évocations nous éloignent d'ailleurs de la recette secrète de Jean-Baptiste Large, qui sera la base du sérum de Dominique.

En 1907, à Troyes, Jean-Baptiste est bien parti dans l'activité, même si la demande cosmétique est forcément beaucoup moins forte qu'à Paris. Grâce à ses connaissances en botanique, il peut officier pour fabriquer des produits médicamenteux et il devient rapidement l'associé de celui qui était à la base son employeur. Il faut imaginer le décor dans lequel il travaille alors. Un grand comptoir, sur lequel il dose les préparations, sert les clients et étiquette les produits. La pièce est emplie d'étagères murales et de bocaux de toutes sortes, et derrière lui la porte ouverte du petit laboratoire intrigue les clients qui tentent d'apercevoir les instruments de chimie. La clochette de la porte vitrée tinte solennellement aux passages de ces dames, la lampe à pétrole grésille doucement, son abat-jour de porcelaine projette des ombres inquiétantes sur les visages et sur les murs, et le plancher grince sous les bottines des clientes… Dehors, la rue qui débouche sur la place où rivalisent calèches et trams, vélos et charrettes, ne s'anime vraiment que quelques heures par jour. De sa place, Jean-Baptiste voit passer des chapeaux à plumes et des canotiers au-dessus du lettrage de la vitrine. De temps à autre, une automobile passe et provoque un petit attroupement.

Troyes est une ville de tradition commerçante, en ce début de XXe siècle. Chaque samedi, le grand marché anime la place Saint-Rémy et la bataille se propage jusque dans le pourtour des Halles. Les commerces de détail, épiciers, bouchers, quincailliers, marchands de vin et autres commerces de services, y

côtoient les sociétés coopératives agricoles ou viticoles et la ville n'échappe pas à la règle qui consiste à faire le bonheur des dames, comme on disait à l'époque : Troyes a aussi ses grands magasins qui vendent les derniers articles du chic parisien.
Mais c'est aussi l'âge d'or de la Bonneterie à Troyes. À la veille de la Grande Guerre, l'industrie bonnetière troyenne emploie 13 000 ouvriers sur une population de 55 000 habitants et elle représente à elle seule la moitié du chiffre d'affaires national dans ce domaine. Tonton Louis et grand-père Albert feront partit du nombre de ces travailleurs. Bien plus tard.

Les clientes et clients de Jean-Baptiste qui poussaient la porte de l'officine étaient de cette époque où quand on consultait un médecin, il était souvent déjà trop tard. Et tous n'avaient pas les moyens de payer cette consultation et encore moins d'acheter en pharmacie les coûteux médicaments associés au traitement. La Sécurité sociale comme nous la connaissons n'arrivera en France qu'en 1946. Alors, la recette médicinale de grand-maman, le sirop aux betteraves de grand-papa, la tisane du docteur Machin ou la crème de l'abbé Cane faisaient office de remède. La ficaire pour les hémorroïdes, la digitaline pour la circulation sanguine, la moutarde pour les cataplasmes…

En 1959, un Breton de la Gacilly, en Ille-et-Vilaine, créera en 1959 une société à son nom, suivie de plusieurs autres, porteuses du nom de ses aïeux, sur ce principe de l'automédication et des soins par les plantes.
Son nom ?
Yves Rocher.

Les clients des officines en 1907 n'étaient pas préoccupés par des notions actuelles comme le « bio », le « naturel » ou le « retour aux sources ». Les plantes faisaient partie des consommables, quelle que soit leur destination.
Mais malheureusement pour Jean-Baptiste Large, la guerre arriva. Il changera de cap après et il décédera en 1959. À l'âge

respectable de 86 ans. Jean-Baptiste est né dans le milieu viticole. Rien ne le destinait à commencer une carrière de jardinier à la fin des années 1890 et encore moins à être l'inventeur de cette crème que Dominique transformera en sérum récemment. Jean-Baptiste a beaucoup déménagé, de Versailles à Lyon, de Montreuil à Sens avant de revenir à Troyes en 1907. Sans oublier un passage au 143 rue de Paris, à Paris même, en 1897.

Cette crème, inventée pour sa mère, qui porte le nom de Polare, en référence à la blancheur et à la fraîcheur de son visage, n'avait pour utilité à ses yeux que de « rajeunir », « réparer » et « régénérer » la peau tout en soignant l'âme de l'utilisatrice.

D'après les dires de Dominique, cette crème est la concrétisation de la promesse qu'un enfant de 14 ans a faite à sa mère mourante. Et elle n'a jamais été commercialisée. Dominique effectuera des recherches pour en être certain. Aucun agrément n'a été donné à Troyes dans ces années-là pour une « cold-cream ». Rien qui, en tous les cas, concernerait son aïeul. Aucune trace non plus de quelconques réclames dans les journaux de Troyes sur une crème anti-âge. Ce qui nous renvoie de plein droit à notre fameuse formule soigneusement cachée dans le missel. Et dont nous allons continuer de raconter l'histoire.

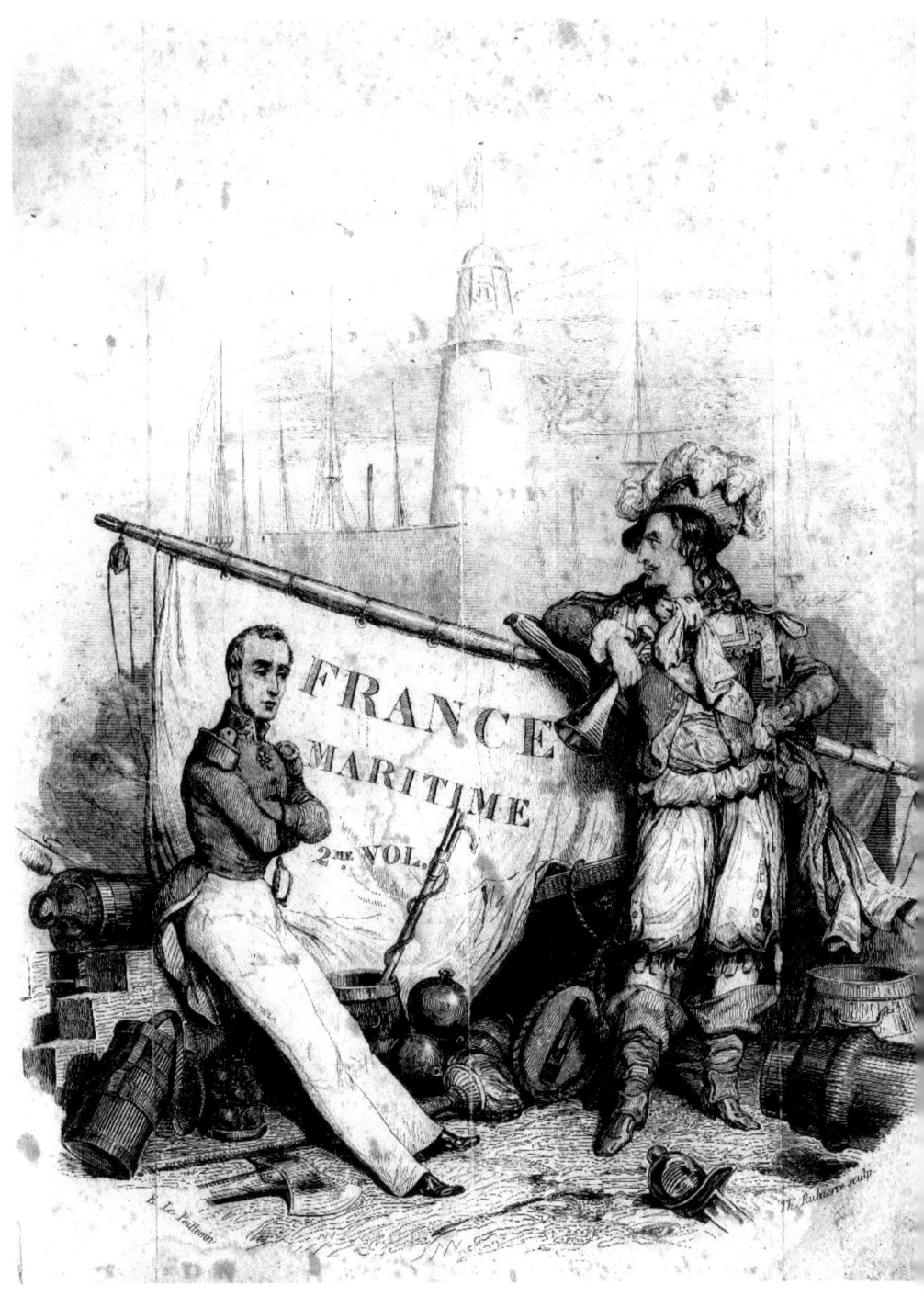

Crème

- hamamélis   3,5 mg
- cire d'abeille   1,18 g
- blanc de baleine   2,36 g
- vaseline   3 ml
- paraffine   1 g
- alcool cétylique   0,12 g
- Borax   0,24 mg
- eau purifiée   6 ml
- eau de rose   q.s.p.

hamamélis pour éviter les inflammations
cire d'abeille sur l'eau inflammant ... pour les peaux ...
blanc de baleine ... lie ... x 2
vaseline hydrate et ...
paraffine
l'alcool cétylique pour épaissir la crème ... intérieur ...
Borax ... le conservateur et ...
eau purifiée
eau de rose ... parfum

La formule de Jean Baptiste Large

V
Un virage

Mais que fait-on quand, comme Dominique, on met la main sur la formule secrète d'un élixir de jouvence ?

Je voulais comprendre la feuille de route du capitaine. J'écris « capitaine », car à cette époque du récit, Dominique Large est officier de gendarmerie. On est donc assez loin du domaine du cosmétique. J'irais peut-être jusqu'à dire, comme ça, à brûle-pourpoint, à des années-lumière du sujet. L'armée française, comme je le suppose, toutes les armées d'ailleurs, n'est pas réputée pour ses salons de beauté et cures thermales, et je doute qu'au mess des officiers, comme dans les locaux de la gendarmerie, le cosmétique soit le sujet de prédilection des conversations. Mais je pars du principe, comme le chantait Bourvil, que quand un gendarme rit dans la gendarmerie, on peut s'attendre à tout, mon adjudant.

Quoi qu'il en soit, dès la rentrée de septembre, soit quelques semaines après la découverte dite « du missel », Dominique confie la formule de Jean-Baptiste à un laboratoire spécialisé. Non pour vérifier l'exactitude des données, non parce qu'il nourrit encore de légers doutes sur la teneur de la formule (*est-ce bien ça ?*), non parce qu'il remet en doute la parole de tonton Louis, mais parce qu'il a réfléchi à un projet. À un projet de commercialisation.

Dans ses relations proches, par le biais de son épouse, Dominique connaît un homme susceptible de participer au projet « Polare ». Le nom, pour qui a lu les chapitres précédents, coule de source et s'imposera de lui-même. Dominique a fait des recherches et il a mis son temps de vacances à contribution. Valider la formule par un laboratoire a un coût assez important. Faire homologuer le produit aussi. Il découvre également que l'ensemble des démarches est complexe. Les certificats que doit

avoir le produit pour être diffusé au niveau « grand public » sont foules. Certificats, validations, argumentations…
Et puis, une « cold-cream » n'est peut-être pas ce qui convient le mieux pour entreprendre cette commercialisation. Très rapidement, Dominique pense que « la formule magique » devrait être présentée sous forme de sérum. Mais cela aussi a un coût. Et un coût important.

En 2019, Dominique est en poste à Maisons-Alfort, il est officier de la sécurité de la région Île-de-France. Dominique n'est pas un carriériste, il aime le terrain. Il aime la gendarmerie. Il a de l'expérience, mais il arrive bientôt à la fin du temps réglementaire de service. Il songe doucement « à l'après » des jours bleus. À la démobilisation. Autant dire que l'aventure lancée par Jean-Baptiste en son temps prendra une place importante dans la réflexion de Dominique sur cet « après ». Mais pour l'heure, Dominique est en charge des casernes de la région et surtout de la sécurité des familles de gendarmes. On compte sur lui. L'heure n'est pas encore celle du départ. Nous reviendrons dans la deuxième partie de ce livre sur l'étonnante carrière du gendarme Large. Et croyez-moi, vous n'êtes pas au bout de vos surprises !

La crème de la formule de Jean-Baptiste a besoin de s'adapter à l'époque actuelle. Les contraintes et les normes d'hier n'étant évidemment pas celles d'aujourd'hui. Certains ingrédients, qui entrent dans la composition de cette crème froide, notamment le « blanc de baleine », sont aujourd'hui purement et simplement interdits par les ministères concernés. Le blanc de baleine ou « spermaceti » est une substance blanche présente dans la tête de certains cétacés comme le cachalot. La plupart des autres cétacés ont un organe similaire moins développé, appelé melon. Lors de la découverte de cette substance animale, on croyait qu'il s'agissait de son liquide séminal, d'où son appellation « latine » qui n'est pas sans en rappeler une autre. Au début du XXe siècle, le spermaceti de cachalot devient un des ingrédients indispensables de cette nouvelle génération de crème de soins qui se voulaient onctueuses et riches.

Le spermaceti est un composé complexe, contenant des cires et des triglycérides. Purifié par l'alcool, on en extrait le constituant principal, la cétine, ou palmitate de cétyle.

Le composé est d'apparence huileuse, blanc et sans odeur particulière. Et cette dernière spécificité est d'ailleurs un atout pour les fabricants. En effet, il est préférable d'avoir à aromatiser un produit sans au préalable avoir à en masquer son odeur originelle. Imaginez si la substance de cachalot avait senti le poisson, sa carrière n'aurait pas nécessairement été la même...

Le produit ainsi raffiné est de plus insoluble dans l'eau et l'alcool à froid, mais très soluble dans l'alcool bouillant, l'éther, le chloroforme et le sulfure de carbone. Gains non négligeables de l'ingrédient, là aussi.

Mais Moby Dick a vécu et les baleiniers aussi. La chasse au cachalot, dont l'objectif principal était ce fameux spermaceti, est interdite en France depuis 1982. Le spermaceti était utilisé dans les lampes et éclairages à huile en raison de sa nature combustible, tout comme l'huile de baleine issue de la graisse de l'animal, pour les cosmétiques donc, mais aussi pour le tannage du cuir, comme lubrifiant, pour les bougies, les savons ou bien encore pour des excipients pharmaceutiques. Le cachalot fut en partie décimé pour cette raison.

Entrait aussi dans la composition de la crème de Jean-Baptiste, la très classique cire d'abeille, et des plantes « capitales » à la recette à hauteur de plus de 90 % de la composition. La plupart des ingrédients d'origine animale qui la composaient sont aujourd'hui proscrits des compositions cosmétiques. Sans oublier le fameux et désormais interdit borax.

C'est un ingrédient très ancien, les premières recettes écrites concernant son raffinage datent de l'an 1555 et semblent être vénitiennes. Le borax est une espèce minérale de borate de sodium hydraté. Il est aussi appelé borate hydraté de sodium. Pur, il se présente sous forme de cristaux incolores, prismatiques et courts. La cassure est facile, l'éclat va de vitreux à terreux. Dans la nature, les cristaux vont de transparents à opaques.

Le borax commercial ou industriel se présente souvent sous forme d'une poudre d'aspect salin, inodore et incolore, au goût douceâtre. Ce corps composé est non cancérigène, contrairement à l'idée reçue. Il se présente en paillettes solubles dans l'eau. Le borax peut entraîner des nausées, des irritations cutanées, des essoufflements, des maux de tête et de graves lésions des organes en cas d'empoisonnement, mais à très haute dose uniquement. Comme la plupart des choses quand on y songe... mais son interdiction se justifie du fait que même à dose faible, les sels de bore sont toxiques pour la reproduction humaine. Ils sont classés catégorie 1B selon le règlement européen (n° 1272/2008) et en conséquence sont interdits à la vente au grand public (1907/2006 dit REACH). Le bore n'est pas considéré comme un nutriment essentiel, il n'existe pas d'apports recommandés et aucune carence n'est constatée dans la population européenne. Dès lors, tout ajout de bore via des compléments alimentaires ou des produits de soins ne peut que présenter un risque de dépassement de la limite de sécurité. Un régime avec une bonne quantité de fruits et légumes fournit environ deux à cinq milligrammes de bore par jour. Donc pour les produits de soins à usage quotidien : *verboten* !

Donc pour Dominique, il s'agit de trouver des « remplaçants » aux ingrédients. D'autant que notre homme est non seulement un fervent défenseur de la cause animale, donc même pour d'éventuels tests du produit sur des animaux, il faudra lui proposer autre chose, mais en plus, la santé et le bien-être sont ce qui a toujours dirigé son hygiène de vie. De même que le « tout chimique » ne retiendra pas son attention. Il fait partie de ces gens qui pensent que l'utilisation d'ersatz ne peut se justifier qu'en période de guerre, et que la chicorée ne remplacera jamais le café. Et puis Dominique veut plutôt produire

un sérum, comme nous l'évoquions plus tôt, car la formule trouverait dans ce conditionnement son entière plénitude.
Mais le produit de Jean-Baptiste en son temps était quand même une excellente crème hydratante d'une part, et un excellent revitalisant pour la peau d'autre part. L'eau de rose étant le produit essentiel de l'époque pour ce dernier bienfait. Et bien évidemment, Jean-Baptiste l'utilisait.

L'eau de rose…

Des souvenirs en pagaille pour moi : la coiffeuse de ma grand-mère, celle de ma mère et aujourd'hui celle de ma femme… mystère et parfums de mystères des soins féminins. Alchimie et délicatesse, secrets et douceur. Quel bel univers que celui de la beauté des femmes, tout en nacre, en soie et en élégance.
L'eau de rose est encore beaucoup utilisée dans l'industrie cosmétique comme fragrance. L'eau de rose ou hydrolat de rose est un sous-produit de la distillation de pétales de rose pour la fabrication d'huile essentielle de rose. De manière générale, les eaux florales sont utilisées pour les soins de la peau ou des cheveux, et pour nombre de personnes, au même titre qu'une crème de jour ou qu'un soin capillaire. Ces subtils hydrolats de plantes sont des produits cosmétiques et d'hygiène réputés sans risques, même dans un usage quotidien et sur le long terme. Leur teneur en huiles essentielles est faible, communément à moins de 5 %, donc sans allergènes et sans agressivité. Parmi les grands classiques de ces produits, on trouve aussi l'eau florale de bleuet, l'eau florale d'oranger ou encore celle de jasmin.
Les vertus de l'eau de rose sont multiples : elle nettoie la peau en profondeur et c'est un antibactérien naturel reconnu, elle est aussi très efficace en cas de peau grasse, car elle permet de resserrer les pores de la peau à l'usage. Elle est hydratante. Elle lisse et revitalise la peau. Elle apporte également un teint éclatant et frais au visage. Mélangée à un peu d'huile d'argan ou d'amande douce, elle deviendra un démaquillant très efficace.

L'eau de rose combat également les rides et ridules avec une certaine efficacité, car elle est riche en antioxydants, et de par le fait, contribue à repousser le vieillissement de la peau. L'eau de rose peut aussi être utilisée pour faire disparaître les vergetures et elle possède des vertus cicatrisantes comme elle est, dans le même temps, un excellent soin après-soleil. Mais ce ne sont pas là ses seuls atouts, car la liste est longue et nos grand-mamans, qui tenaient la recette de leurs propres grand-mamans, et on peut remonter comme ça jusqu'à l'Antiquité, avaient bien compris la notion du « tout-en-un » avant que L'Oréal ne s'en mêle, en l'utilisant. L'eau de rose n'est pas que bénéfique pour la peau, elle peut aussi entrer dans la composition de masque et de shampoing pour cheveux. Je me souviens d'avoir vu cet ingrédient dans le « fameux shampoing aux œufs » normand, par exemple. Il est évident que tous les cosméticiens du début du siècle dernier, qui, rappelons-le, inventaient le domaine, ne pouvaient pas passer à côté de cette source miraculeuse de bienfaits qu'est l'eau de « mamie rose ». Et jusqu'à Pierre de Ronsard qui en ajouta en poésie pour « les mignonnes » de son époque. La rose, de tout temps, fut associée à la beauté et la jeunesse.

Le sérum deviendra une évidence pour Dominique, qui gardera les éléments rares et secrets de la formule, mais qui devra « améliorer » le produit et surtout le mettre aux normes. Très vite, il apparaîtra que cette « actualisation » du produit, et son passage à l'état de sérum, demanderont de très gros investissements. Dominique établira donc en premier lieu un partenariat financier.

En octobre 2019, le lancement de l'entreprise qui exploitera la formule de Jean-Baptiste et de Dominique sera officiel. Le laboratoire de Créteil aidera et proposera son aide pour réaliser le sérum Polare. Unique en son genre. De par les extraits de plantes qu'il contient.

Normalement, le départ de la gendarmerie devra s'acter en 2021 pour Dominique. Et, n'aimant pas particulièrement se retrouver en position d'attente, il avait anticipé et lancé une opération de prospection du côté de la sécurité. Il se proposait comme directeur de sécurité à différentes entreprises. Après 39 ans de bons et loyaux services. 58 ans au moment des faits. Et le destin des Large le rattrapera une fois de plus. Le sérum tombe bien. Mais il y avait quelque chose qui s'était lancé avant. Et Dominique fait partie de ces gens, bordés d'optimisme et de générosité, qui pensent sincèrement que la vie est bien faite. Les événements ne lui donneront pas tort.

Je lui ai bien évidemment posé la question que certains d'entre vous peuvent se poser : comment se fait-il qu'un officier de gendarmerie, militaire en opération permanente, se passionne pour le cosmétique ?
George Smith Patton Jr. mettait-il une crème du soir ?
Le général de Gaulle aimait-il l'eau de rose ?

Blague mise à part, les révélations sont pour le chapitre suivant.

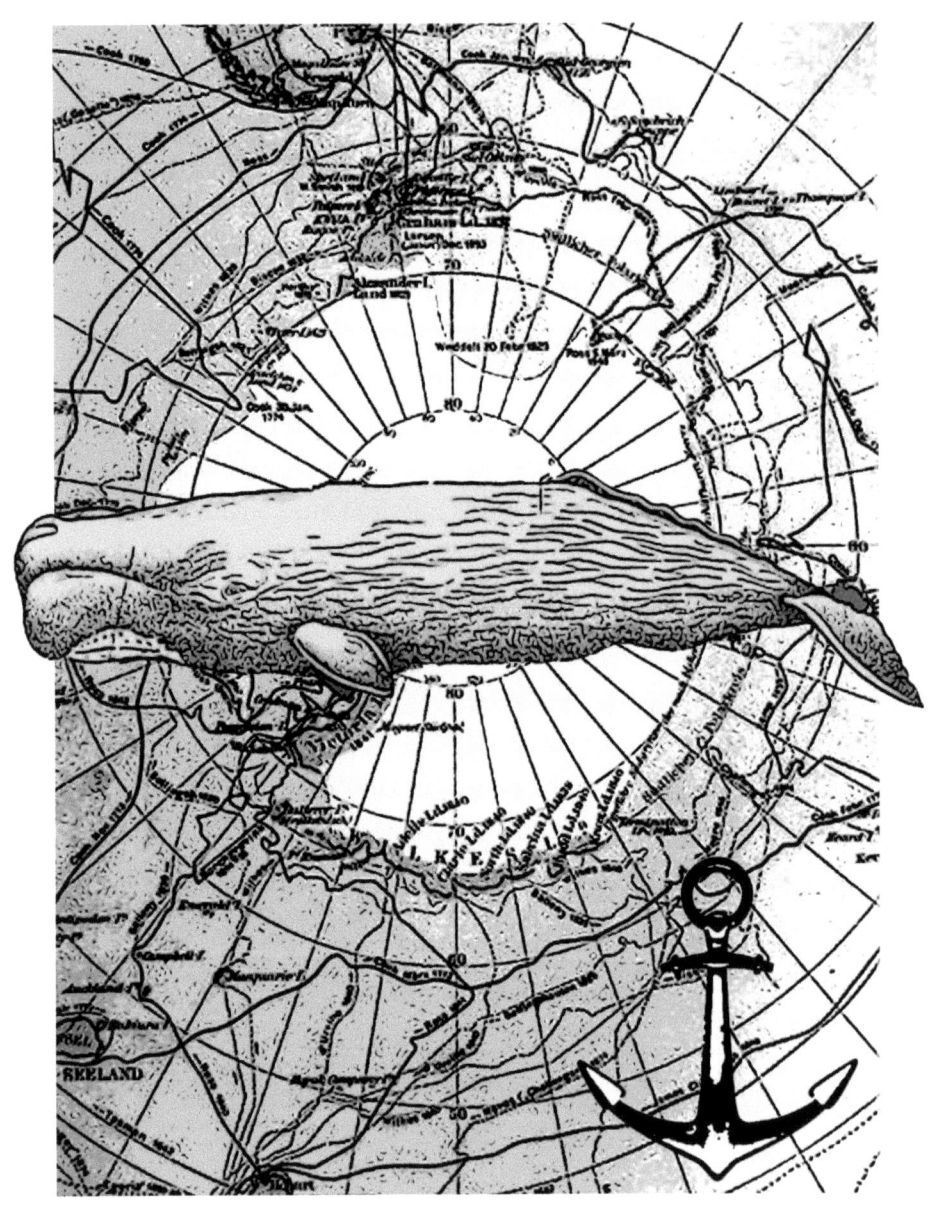

Illustration réalisée d'après photographie par traitement informatique
Cat's Society copyright 2023

VI

POLARE ou l'anti-âge Miracle

Nous allons devenir « encyclopédistes » le temps d'un long chapitre, ceci dans le but de satisfaire nos lecteurs, qu'ils soient ou non déjà utilisateurs du sérum. De les satisfaire et de répondre à leurs attentes sur deux sujets principaux : la composition et l'utilisation du sérum. Vous verrez alors qu'il ne s'agit pas d'une énième poudre de perlimpinpin, vendue pour être vendue, mais bel et bien d'un produit high-tech élaboré avec soin pour votre confort. Et, surtout, pour votre bien-être quotidien. Nous allons, sur le schéma défini par Dominique Large lors de nos entretiens, traiter le sujet en quelques points bien définis, sans poésie ni fioritures littéraires, de façon à ce que vous, utilisateurs comme futurs utilisateurs, vous soyez parfaitement informés sur votre produit. Et sur ses composants. Instruisons-nous et apprécions le choix des ingrédients du sérum de soins anti-âge de **Polare** à juste titre.

Premier point : la description du produit

Polare âge Miracle est plus qu'un simple sérum ACTIF, c'est un dispositif scientifique et technologique qui lifte la peau et prévient les rides et les ridules de votre cou et visage. Il est aussi un stimulant reconnu pour votre peau, testé et attesté. Vous trouverez dans les pages suivantes de ce chapitre, en illustrations de ce dossier, les attestations et autres certifications relatives au produit. Vous verrez également que ses ingrédients ont été glanés sur les 5 continents. Votre sérum favorise la recharge utile en acide hyaluronique de votre corps dans et par son usage quotidien. Pour le sérum, notons que l'hyaluronate de sodium vient en complément de l'acide pour l'adoucir. Rien n'est laissé au hasard chez **Polare**. Vous avez dit **Polare**, comme c'est bizarre !

D'ailleurs, qu'est-ce que l'*acide hyaluronique* exactement ?
Et en quoi est-il essentiel pour combattre les stigmates de l'âge ?
Vous voulez en savoir plus, bien naturellement ?

La structure chimique de l'acide hyaluronique a été déterminée dans les années 1930 dans le laboratoire du chercheur en ophtalmologie américain Karl Meyer. Le premier produit biomédical à base d'acide hyaluronique, Healon, est développé dès les années 1970 et il a été approuvé pour des usages en chirurgie ophtalmique pour la transplantation de cornée, le traitement de la cataracte et autres. Dans les années 1980, on démontre une corrélation positive entre le taux d'acide hyaluronique et le degré et la vitesse de prolifération cellulaire. Véritable bond scientifique. Depuis les années 1990, il est très utilisé dans divers dispositifs médicaux comme antistatique, hydratant, conditionneur cutané et anti-âge. L'acide hyaluronique est principalement issu de la fermentation bactérienne : les filaments d'acide hyaluronique sont synthétisés par des bactéries programmées pour cela. Actuellement, l'acide hyaluronique est obtenu par fermentation de végétaux qui en contiennent naturellement, tels que le blé, le maïs ou le soja. La viscosité du gel est proportionnelle au poids moléculaire et à la longueur des chaînes du polymère. La viscosité détermine la vitesse de dégradation du produit après implantation. Donc, choisissez le bon produit. Comme on le répète chez Polare, tout est une question de dosage.

Un homme d'environ 70 kg contiendrait environ 15 grammes d'acide hyaluronique, dont 5 grammes seraient automatiquement renouvelés chaque jour. La peau contient à elle seule 50 % de cette quantité d'acide hyaluronique présent dans le corps. Taux qui malheureusement chute avec le vieillissement.

Le saviez-vous ?

Warning : des injections mal réalisées peuvent provoquer de graves nécroses tissulaires.

Applications esthétiques de l'acide hyaluronique

Contre les rides. Depuis le début des années 2000, l'acide hyaluronique est utilisé en médecine esthétique, comme produit injectable de comblement de rides. Voici quelques produits relativement connus, voire assez médiatisés pour certains, dont la base est constituée d'acide hyaluronique : le Juvederm, Belotero, le Teosyal, le Restylane, Captique, Hylaform de Biométrie, le Varioderm, l'HydraFill, le Hyaluderm, le Stypage de Vivace Laboratories ou le Perlane de Medicis Esthétiques. Ces produits sont en nombres sur le marché mondial, car jeunesse et beauté sont un souci universel, ne l'oublions pas, et ce, quelles que soient les nationalités. La marque **Polare** ne déroge pas à la règle, ses partenariats se multiplient en conséquence à l'international, notamment en Asie. Ces produits, donc, tendent à supplanter les anciennes et traditionnelles injections de collagène, car l'acide hyaluronique a sur eux plusieurs avantages, dont quelques-uns qui ne sont pas des moindres. Détaillons un peu, et précisons que le produit phare de la marque **Polare** est un sérum. Donc, réfléchissez bien avant de vous laisser tenter par une aiguille.

En premier lieu, la substance hyaluronique ne favorise pas les cas d'allergies, et elle serait pour tout dire, d'après les différents rapports et études médicales qui ont été consultés lors de l'élaboration de la formule finale du produit, tout à fait exceptionnelle. Car cette substance a changé la donne.
Le vaste panel de formulations variées qu'offre cet acide permet *d'obtenir des propriétés différentes selon le degré de réticulation du produit et une adaptabilité importante en fonction de la zone à traiter.* Vous lisez ici la formule consacrée. *Un produit fluide est plus hydratant qu'un gel épais formateur de volume qui lui est produit très réticulé.* Ce qui est bien évidemment le cas de votre sérum Polare. Les propriétés hydratantes sont réelles, même à faible dose. Seulement, certains laboratoires ont mis au point des crèmes antirides à base d'acide hyaluronique, dont l'efficacité est aujourd'hui discutée. Nous ne les nommerons pas. Mais, cette efficacité est réellement mise en doute, pour ces crèmes. Or, il se trouve que Dominique Large le savait, et mieux, l'avait constaté en tant qu'utilisateur. N'oubliez pas que la formule initiale de Jean-Bap-

tiste demandait une mise à jour, comme vous l'avez lu précédemment, en raison de la disparition de certains produits de ses composants. Aussi, si vous voulez produire efficacement, que vous êtes conscient des risques de l'injection, que le botox n'est pas votre tasse de thé et que pour vous, après essais, les crèmes ne sont pas forcément le moyen le plus efficace d'obtenir les résultats escomptés, vous adaptez la formule centenaire sous sa forme la plus efficace : un sérum. Un sérum qui est dosé en ampoules, pour une utilisation quotidienne. Justement dosé. Pour votre confort, mais aussi pour une efficacité optimale de la formule.

Correction des volumes du corps

On utilise également, non sans risques, un gel d'acide hyaluronique pour l'augmentation de certains volumes corporels comme les fesses, les mollets, les pectoraux ou encore le pénis. Les propriétés des acides hyaluroniques permettent *théoriquement* de redonner du volume à toutes les parties du corps qui en manqueraient. Avec, bien évidemment, des effets transitoires et des quantités parfois importantes à injecter…
Nous ne saurons que vous recommander la prudence. Ces techniques s'accompagnent assez fréquemment de l'injection de silicone fluide, d'huiles, de paraffine, de certaines pommades, de vaseline ou de collagène et entraînent parfois des effets secondaires différés désastreux nécessitant de complexes opérations de reconstruction. Plusieurs de nos stars féminines en sont les malheureuses témoins.

Au cours de la vie, des rides se forment naturellement sur la peau, et notamment sur le front, entre les yeux, ce qui est communément appelé la ride du lion, puis au coin externe des yeux, la fameuse ride de la patte d'oie, autour de la bouche, sur les joues, sur le cou et au final, un peu partout ailleurs. Ces marques outrageantes du temps sont liées au vieillissement cutané naturel. Mais elles peuvent être accélérées par les agressions quotidiennes comme la pollution de l'air ou de l'eau, par les abus de tabac, d'alcool, ou être aussi stimulées par une mauvaise hygiène alimentaire, elles peuvent être aussi précipitées par l'effet du soleil et par ce que peu de gens prennent en compte, à savoirs par des pertes musculaires des mécanismes faciaux. Les traitements de base, pour les plus connus, sont l'injection de toxine botulique et l'injection d'acide hyaluronique, qui est parfois proposée après ou avant ce traitement, pour venir plus ou moins lisser la surface cutanée en apportant du volume sous le pli de la ride à traiter. Le sérum **Polare**, lui, ne s'injecte pas. Vous en mesurez le bénéfice jour après jour. Sans rendez-vous, sans aiguilles, sans séances et sans chéquier.

Les usages de l'acide hyaluronique en médecine esthétique peuvent être catégorisés selon le but. Voyons les agissements de l'acide sur les zones les plus communément « travaillées » par la médecine, justement :
- ➢ La projection des pommettes
- ➢ La correction de tempes creuses
- ➢ La masculinisation d'une mâchoire
- ➢ La projection du menton
- ➢ Certains défauts d'aspect du nez
- ➢ Les joues creuses

La correction permet de redonner du volume à une zone qui en aurait perdu par les processus normaux du vieillissement ou qui nécessiterait la correction de volumes physiologiquement insuffisants à l'idée esthétique du patient. Pour ces *corrections de volume*, les produits choisis *sont fortement réticulés* et ils sont *injectés en profondeur*, directement au contact de l'os sous-jacent. D'autres défauts de volumes sont plus superficiels et nécessitent un acide hyaluronique modérément réticulé. Je lis : « *Plus un produit est réticulé et plus il aura tendance à conserver sa forme, si le produit est injecté à proximité de la surface de la peau, on aura facilement tendance à le voir sous forme d'une boule visible à la surface de la peau.* » Pour ces défauts, l'injection est sous-cutanée et elle est adaptée à :

- ➢ La correction de cernes creux
- ➢ Le comblement de sillons
- ➢ Le comblement de plis d'amertume
- ➢ L'augmentation du volume des lèvres

Une séance d'injections d'acide hyaluronique dure environ quinze minutes. Le spécialiste injecte l'acide hyaluronique dans le derme, à quelques millimètres de profondeur. Les effets de l'acide hyaluronique sont immédiats après injection et ont une durée de vie d'environ six à neuf mois. Dans le meilleur des cas.

Hydratation de la peau

Cet acide a un effet hydratant à faible dose, un dosage de 1 % suffit dans une crème de soin commune, cette molécule active est évidemment très utilisée dans les matériels cosmétiques dits « de comblement ». Par l'utilisation de techniques de mésothérapie, l'utilisation d'acide hyaluronique permet d'apporter une hydratation en profondeur à la peau. L'acide hyaluronique agit un peu comme, pour donner une image, une sorte d'éponge moléculaire. Il est une des **biomolécules** ayant des propriétés **hygroscopiques** exceptionnelles. Songez que cette molécule est capable de retenir jusqu'à mille fois son poids en eau ! Qui dit mieux que cette molécule gargantuesque qui contribue si généreusement à l'hydratation de la peau ? Une substance *hygroscopique* est une substance qui a tendance à retenir l'humidité de l'air, par absorption ou par adsorption ; pour mieux la situer, prenons quelques exemples de substances hygroscopiques. Elle est naturellement contenue dans de nombreux minéraux, comme le chlorure de sodium (le sel de cuisine) ou encore la sylvine (potassium). Mais si c'est une composante essentielle de l'acide hyaluronique, on la retrouve dans le pentoxyde de phosphore, la glycérine, le miel, l'acétate et le chlorure de calcium ou encore le lactose et le fameux et cosméticien oxyde de bore.

Contre-indications aux injections d'acide hyaluronique

Ce sont : les possibles infections en cours chez l'adulte, la grossesse, les maladies auto-immunes, les maladies inflammatoires, l'herpès labial et les antécédents d'allergie.
C'est pour cette raison que l'injection reste dangereuse et que l'équipe de Dominique Large et lui-même n'ont pas choisi cette voie, mais celle du sérum en application quotidienne dosée à la perfection, pour que le risque sur la santé de l'utilisateur soit réduit à néant. Mais nous allons y revenir. Notez que la pratique de l'injection d'acide hyaluronique est strictement réglementée. *Tout médecin pratiquant les injections d'acide hyaluronique doit être inscrit au tableau du conseil de l'Ordre, être autorisé à pratiquer sur le territoire où il exerce et justifier d'une formation spécifique.* On ne plaisante pas avec la santé, et chez **Polare**, encore plus qu'ailleurs.

Le saviez-vous ?

Cancérologie : Une corrélation positive a été démontrée entre l'augmentation des taux de produits de dégradation de l'acide hyaluronique dans le sang, et le degré de malignité de certains cancers comme le cancer du sein.
Chez le rat, l'acide hyaluronique semble avoir des vertus anticancéreuses. Ceci a suscité des recherches pour son usage éventuel dans le traitement du cancer.
Ophtalmologie : Certains acides hyaluroniques favorisent la reconstitution et la cicatrisation des tissus principalement après une opération de la cataracte. En collyre, ils peuvent aussi favoriser l'hydratation de la cornée.
ORL et système digestif : il existe des pastilles adoucissantes destinées à calmer l'extinction de voix, ou utilisées dans les traitements d'atteintes aphteuses de la muqueuse buccale. Des acides hyaluroniques sont utilisés pour limiter les frottements entre les aliments érosifs, les acides et la muqueuse gastro-œsophagienne. L'acide hyaluronique et le sulfate de chondroïtine soulagent des symptômes du reflux et contribuent à la régénération et à la cicatrisation de la muqueuse endommagée.

VII

Les réponses du sérum Polare anti-âge Miracle

Vous avez donc lu tout ce qui concerne les effets de l'acide hyaluronique. Ils sont associés dans leur aspect cosmétique, et esthétique, non médical, c'est-à-dire sans injections cutanées, à la formule « mère » de Jean-Baptiste Large, son créateur, et au sérum de Dominique Large, son développeur. Résumons pour ce qui est des effets de notre sérum. Il lui est demandé, par une application quotidienne, matin et soir pour une efficacité optimale :

➤ **D'offrir une recharge quotidienne à la peau en acide hyaluronique**
➤ **De lifter la peau**
➤ **De contraindre les rides**
➤ **D'effacer les ridules**
➤ **D'agir sur tous types de peaux, grasses ou sèches.**
➤ **D'être efficace même sur les dermes les plus sensibles**
➤ **D'être hypoallergénique**
➤ **De répondre aux normes en vigueur tant en cosmétologie qu'en pharmacie**
➤ **D'être testé et certifié conforme, même en ophtalmologie**
➤ **De raffermir la peau**
➤ **D'éclaircir le teint**
➤ **De renforcer la peau et la protéger des agressions quotidiennes environnementales**
➤ **D'être anti-inflammatoire et apaisant**
➤ **D'avoir un effet notable anti-âge**

Pour l'essentiel. Et c'est ce que *Polare anti-âge Miracle* offre à ses consommateurs. La haute technologie au service du bien-être. Quelques minutes par jour, en application locale, sans risque pour le consommateur, à prendre soin de vous et de votre capital jeunesse. Où que vous vous trouviez, le conditionnement du produit est fait pour ça. C'est ce que vous propose Polare. Un produit efficace, aux effets reconnus et surtout, et pour Dominique Large cela semble être très important et même être le pilier de sa philosophie sur le produit, Polar vous propose du bien-être et de l'attention.

En quoi ce sérum se différencie-t-il de ses concurrents sur le marché ?

La cosmétique actuelle est une industrie, au fort potentiel financier, alors, entre mille marques, mille bienfaits, mille mensonges et mille vérités, que choisir ?

Pour nous, c'est simple : lisez et voyez, jugez et informez-vous, car, chères lectrices et chers lecteurs, voici maintenant, avec quelques petits secrets en moins, notamment sur les dosages, l'essentiel de sa composition. Vous voyez que monsieur Large joue la transparence avec ses consommateurs. Et, d'après lui, je cite : « *C'est bien la moindre des choses.* »

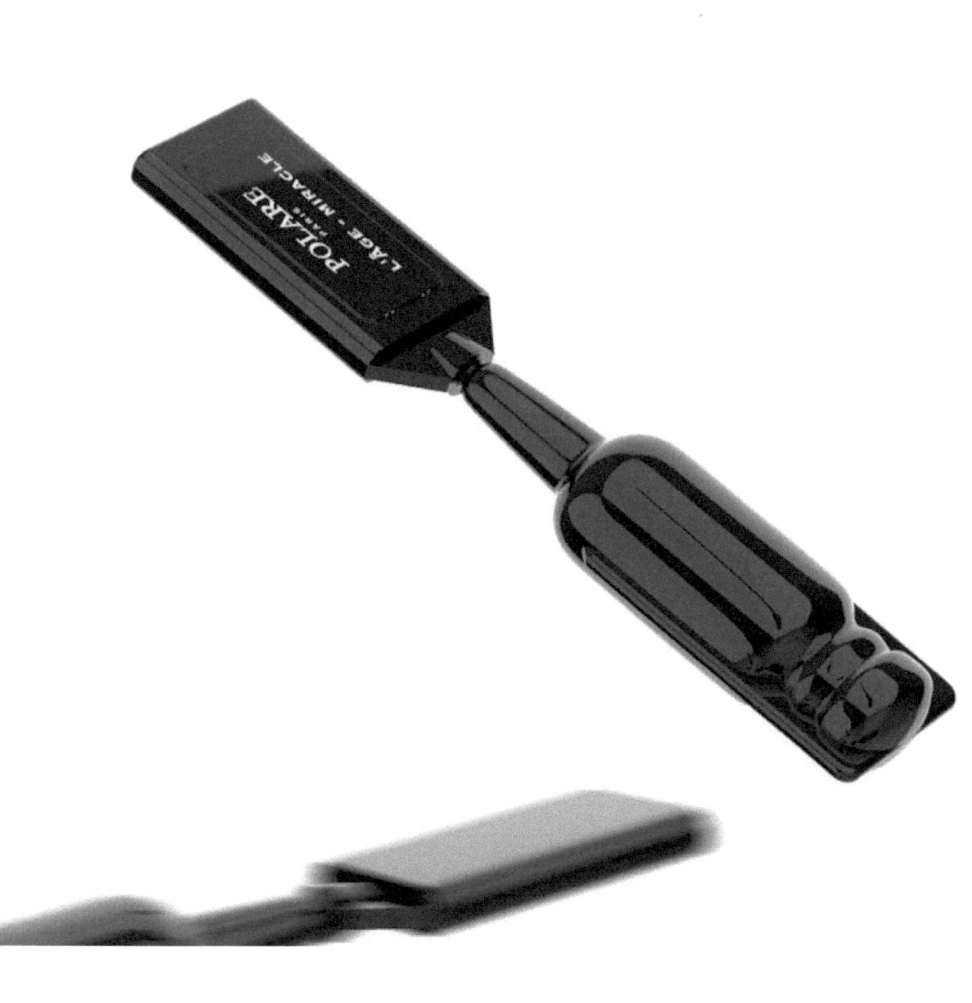

VIII

La composition du sérum Polare anti-âge Miracle

Ou

Comment tout savoir sur ses composants

Je l'ai déjà évoqué, Dominique Large est « un sincère né », et comme je l'ai évoqué aussi, sa carrière, qui était tout autre, est faite. Il n'y a rien de vital dans la démarche. C'est donc dans l'esprit de son arrière-grand-père, Jean-Baptiste, dont vous avez lu l'histoire, qu'il développe cette marque, inédite, et rare dans sa conception factuelle autant que commerciale. Voici donc la liste des ingrédients de notre sérum anti-âge, et Mesdames et Messieurs, c'est une première, puisque c'est totalement inédit.

Spilanthes acmella

La première description est due à Johan Andreas Murray en 1774. Le basionyme de ce nom est Verbesina acmella. La spilanthes acmella est utilisée comme complément alimentaire pour réduire la sensibilité à la douleur et augmenter les niveaux de testostérone. Elle est aussi appelée *Brède mafane* ou plus communément *cresson de Pará* en référence à un État du nord du Brésil, ou bredy mafana, « herbe chaude », en raison de son goût particulièrement relevé et pimenté. Elle n'est pas inconnue des personnes qui ont voyagé à Madagascar, à la Réunion ou dans les îles de l'océan Indien, car elle y est cultivée et consommée, bien que son continent d'origine soit l'Amérique centrale et du Sud. Aujourd'hui, la plante a conquis également les cuisines d'Asie du Sud-Est. Et une certaine marque de cosmétique... comme **Polare**.

Le cresson de Pará jaune se présente comme une plante annuelle composée des feuilles vert foncé, ovales et entières, mesurant au maximum une dizaine de centimètres de long. Elle fleurit de juillet à octobre. Ses boutons floraux peuvent aussi être consommés. Ces feuilles digestes et stimulantes sont appréciées pour leur saveur piquante. Le plat national malgache, le romazava, compte cette plante dans ses ingrédients. À noter que les feuilles crues mâchées directement sont répu-

tées antiscorbutiques (contre le terrible scorbut donc) et sont utilisées pour calmer les rages de dents, un peu comme nos clous de girofle traditionnels. Cette plante a besoin de chaleur et d'une exposition ensoleillée. Les feuilles se conservent peu de temps ; une fois cueillies, elles se fanent rapidement.
Plusieurs espèces tropicales de Spilanthes et d'Acmella ont été traditionnellement utilisées par la médecine. Au Brésil, par exemple, le cresson de Para, connu sous le nom de « jambu », est mélangé avec du jus de manioc, des piments forts et de l'ail pour parfumer la tacaca, la soupe locale traditionnelle.

Le genre Spilanthes comprend environ 300 espèces. Le genre Acmella en comprend quant à lui environ une quarantaine. Spilanthes et Acmella sont très importants dans toutes les médecines traditionnelles du monde puisque l'on a répertorié une soixantaine de pathologies soulagées par ces espèces de la famille des astéracées. Elles entrent aussi dans les composants phares des huiles essentielles, en variant en fonction des espèces. Voici quelques utilisations de cette variété et elles ne datent pas d'hier :

➢ La Spilanthes americana est utilisée contre la malaria chez les Tumacos de Colombie.

➢ La Spilanthes americana est utilisée pour les blessures et pour les fièvres chez les Mayas Tzotzil du Chiapas au Mexique.

➢ Elle est utilisée au Brésil pour soigner le cancer de la prostate.

➢ Elle est utilisée au Pérou pour les pathologies des dents et de la gorge.

➢ Les Spilanthes sont utilisées chez les Tikunas du Brésil pour les infections des dents. Les Tikunas appliquent également le jus extrait des tiges, chauffées sur le feu, afin de soulager les inflammations oculaires. Cette espèce est également utilisée pour soulager les pathologies gastro-intestinales.

➢ Les sommités florales de Spilanthes sont utilisées, chez les Sionas du Pérou, pour les infections des dents.

➢ Au Sri Lanka et au Nigeria, Spilanthes oleracea et Spilanthes uliginosa sont utilisées comme sialagogues.

➢ En Ouganda, les Spilanthes africana sont utilisées pour induire l'accouchement.

➢ En Chine, Spilanthes callimorpha est utilisée comme agent de régulation de la fertilité et pour traiter l'aménorrhée.

➢ En Afrique, Acmella oleracea et Spilanthes filicaulis sont utilisés pour traiter les morsures de serpents et pour les fièvres rhumatismales. Elles sont également utilisées par différents systèmes de médecine traditionnelle à l'encontre de la leishmaniose.

Les Spilanthes possèdent, selon le genre, une activité antiscorbutique, antiseptique, antitumorale, spasmodique, insecticide, sialagogue et stimulante. Elles peuvent traiter : les pathologies de la bouche, de la gorge et des dents, les infections et les aphtes, la paralysie de la langue, les saignements de gencives et les gingivites. Elles sont aussi efficaces pour d'autres pathologies comme les maux de tête, les douleurs musculaires et les rhumatismes. Les refroidissements, les fièvres et les toux. Elles sont aussi un anesthésique en applications locales. Les pathologies gastro-intestinales telles que les maux de ventre, la dysenterie, les gastrites, les maladies intestinales, les diarrhées, les troubles du foie. Comme tonique durant la jaunisse et comme émétique pour la constipation. Comme antiseptique pour les brûlures, les blessures et les furoncles. Pour dissoudre les calculs rénaux. Comme aphrodisiaque et agent de régulation de la fertilité. Pour traiter l'aménorrhée, l'anémie et la leucorrhée. Pour ses qualités anti-infectieuses, antibactériennes, antifongiques, antivirales. Pour traiter la pneumonie et la tuberculose. Comme agent insecticide. De nombreuses études pharmacologiques ont validé toutes ces connaissances médicinales traditionnelles sur l'activité de ces espèces de plantes sur le corps humain.

Quant à l'Acmella, en particulier, puisque c'est celle-ci que contient le sérum, elle possède une activité antispasmodique, analgésique, anesthésique, cholinergique, anti-inflammatoire, sialagogue et stimulante du système nerveux. Selon l'étude laborantine réalisée à la demande de Dominique Large, cette plante stimule l'activité des fibroblastes. Ce sont des cellules résidentes du derme qui en assurent la cohérence et la souplesse. Et cette stimulation provoque la formation naturelle des élasticines et du collagène. Ce qui dans notre cas, pour le sérum, n'est pas négligeable, n'est-ce pas ?

Hamamélis virginiana

L'hamamélis est un arbuste courant en Europe et en Amérique du Nord. Et c'est un des composants du sérum. Il est utilisé communément comme traitement des problèmes de circulation sanguine, comme les jambes lourdes, les varices ou les hémorroïdes. Yves Rocher, d'ailleurs, lancera sa marque avec une crème anti-hémorroïdes. L'hamamélis possède aussi d'intéressantes propriétés vasoconstrictrices et hémostatiques. L'hamamélis est aussi utile pour les troubles cutanés. C'est principalement cette dernière vertu qui nous intéresse. Pour **Polare**, c'est surtout la protection contre les effets indésirables du soleil sur la peau et l'élimination des peaux mortes qui intéressent le sérum. Ses propriétés dermiques apaisantes également. Voyons sa fiche.

Noms communs : Hamamélis, hamamélis de Virginie, noisetier des sorcières, café du diable.
Classification botanique : famille des hamamélidacées.

Formes et préparations : feuilles séchées, tisanes, gélules, essences, infusions, décoctions, teintures, lotions, granulés homéopathiques, eau d'hamamélis, onguents, crèmes, suppositoires et compresses, pour l'essentiel.
Propriétés médicinales de l'hamamélis : traitement de divers problèmes circulatoires. Propriétés vasoconstrictrices, hémostatiques et <u>astringentes</u>.
Utilisation externe : <u>traite les peaux crevassées ou abîmées par le soleil, le froid ou le vent. Réduis et apaise les contusions.</u> Traite également <u>les infections cutanées comme l'eczéma. Désinfectant, décongestionnant et cicatrisant.</u>

Je trouve ce descriptif fort bien fait dans mes recherches sur le « troisième composant » du sérum de la liste qui m'a été fournie par Dominique. Je vous en livre le condensé très instructif sur les vertus de l'hamamélis :

« L'utilisation de l'hamamélis permet aussi de traiter les hémorragies internes légères. L'hamamélis possède des vertus désinfectantes et soigne efficacement les petites blessures et les escarres. Il agit également efficacement pour traiter la couperose. L'hamamélis est utilisé depuis la nuit des temps par les médecins et autres sorciers et chamanes des peuples indiens d'Amérique du Nord. Les Européens découvrirent l'hamamélis durant la colonisation et l'importèrent sur leur continent dans le courant du XVIIIe siècle. Ils l'utilisèrent essentiellement pour ses vertus astringentes, et on trouve aujourd'hui cet arbuste un peu partout sur le Vieux Continent. On utilise aussi l'hamamélis en homéopathie. Les propriétés de l'hamamélis sont semblables à celles de la vigne rouge, c'est pourquoi ces deux plantes sont souvent associées dans les préparations pharmaceutiques. Les parties de l'hamamélis utilisées en phytothérapie sont les feuilles, les graines, ainsi que les toutes jeunes brindilles et l'écorce. Les feuilles sont séchées avant d'être réduites en poudre pour fabriquer les gélules ou pour être tout simplement utilisées en tisanes. Pour ce principe actif, l'hamamélis contient des tanins astringents en grandes quantités, ainsi que des flavonoïdes. Les propriétés de régulation de la circulation veineuse de l'hamamélis sont dues à la rutine, qui a une action veinoto-

nique, et aux vitamines P, qui ont la capacité de protéger les parois des veines. L'hamamélis renferme également des mucilages et de la saponine. Pour un usage externe, utilisez également les jeunes rameaux et des morceaux d'écorce dans votre décoction à un dosage d'une dizaine de grammes pour un quart de litre d'eau et appliquez la préparation froide à même la peau ou avec une compresse. »

À noter que cette plante s'additionne fort communément avec de l'eau de rose ou de l'eau de bleuet, dont nous avons parlé précédemment, et qu'aucune interaction n'est connue entre l'hamamélis et des médicaments courants. Les propriétés cicatrisantes et anti-inflammatoires de l'hamamélis sont reconnues par les médecins et les phytothérapeutes. Les parties de l'hamamélis utilisées en phytothérapie sont les feuilles, les graines, ainsi que les jeunes brindilles ou pousses et l'écorce. Les feuilles sont séchées avant d'être réduites en poudre pour fabriquer les gélules ou pour être tout simplement utilisées en tisanes. Vous trouverez toute la documentation nécessaire, pour en faire tisane et onguent, sans aucune difficulté sur le Web. Ou dans la boutique bio la plus proche comme chez votre pharmacien.

Voyons maintenant un autre ingrédient, encore une plante, pas de chimie apparente, dame Nature étant, comme aime à le dire Dominique Large, « prodigieusement généreuse ». Parlons des extraits de racine de Glycyrrhiza glabra que contient le sérum **Polare âge Miracle.**
Vous ne situez pas ?
Eh bien l'autre nom de ces racines, c'est la réglisse. Non, moi non plus je ne savais pas, rassurez-vous…

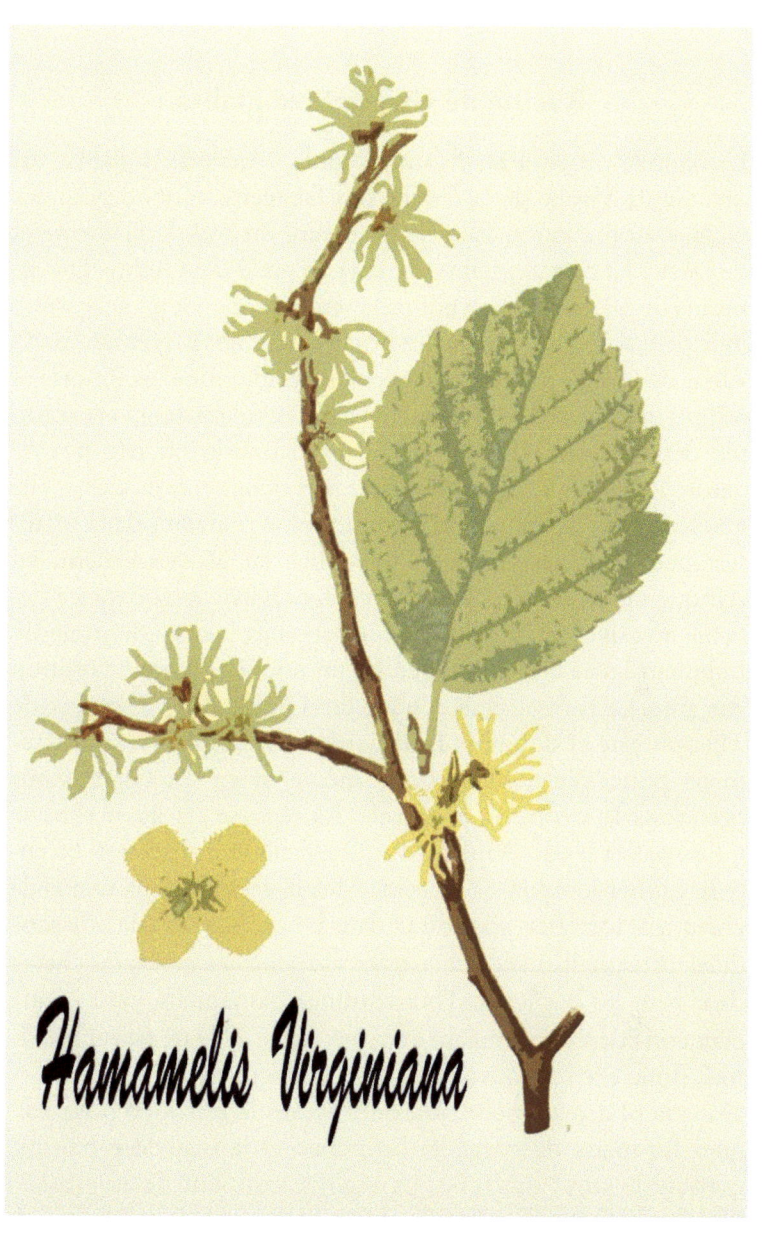

*Illustration réalisée d'après photographie par traitement informatique
Cat's Society copyright 2023*

Racine de Glycyrrhiza glabra

La réglisse ou réglisse glabre, du grec Glycyrrhiza glabra, est une plante vivace de la famille des fabacées, connue pour ses racines aromatiques. Elle est originaire du sud de l'Europe et de l'Asie. Et de mon temps, et je vous parle d'un temps que les moins de 50 ans ne peuvent pas connaître, c'était un accessoire indispensable à avoir dans les poches pendant la récréation.
Élixir de longue vie pour la médecine traditionnelle chinoise et selon Hippocrate, cette racine au goût caractéristique est récoltée depuis l'Antiquité sur la côte calabraise, où elle pousse naturellement. La réglisse aime les sols riches et humides et elle a besoin d'un climat chaud, comme sur le pourtour de la Méditerranée, dans le sud des États-Unis, au Moyen-Orient, en Afrique du Nord et à l'île Maurice. La réglisse a tendance à devenir invasive : même après arrachage des racines, le moindre fragment laissé en terre engendre un nouveau plant à la saison suivante. La réglisse était connue des Grecs et des Romains, de Théophraste et de Sainte Hildegarde, qui l'employaient notamment pour s'éclaircir la voix, même si en Bretagne, nous préférons le vin blanc pour cela. La réglisse est aussi connue pour apaiser les douleurs cardiaques, faciliter la digestion ou encore calmer les quintes de toux. Mélangée avec de la racine de chiendent torréfiée, elle entrait dans la composition de boissons dites « hospitalières », qui se trouvaient sur les tables de chevet dans tous les hôpitaux. Tout comme l'hamamélis, cette racine était considérée comme un « soigne-tout ». Elle ne faisait pas de mal, donc elle ne pouvait que faire du bien, en clair.
Dans la pharmacopée traditionnelle, on la retrouve pour soigner les maux de gorge, la bronchite et la mauvaise haleine, comme l'extrait de trèfle. La réglisse contient de nombreux principes actifs, dont l'acide glycyrrhizique, lié aux sels de calcium et potassium.

Le saviez-vous ?

Pour la santé : L'hypertrophie bénigne de la prostate (BPH) ainsi que la croissance des tumeurs cancéreuses de la prostate sont courantes chez les populations âgées en Occident et relativement moins courantes en Orient. Le cancer de la prostate serait 20 fois moins détecté au sein de la population chinoise qu'au sein de la population des États-Unis. En cause : les habitudes médicamenteuses et alimentaires.

La réglisse sèche contient 3 à 5 % de glycyrrhizine, cette substance modifie le métabolisme des hormones corticoïdes en inhibant une enzyme importante qui transforme normalement le cortisol, très actif, en cortisone, beaucoup moins active. Aujourd'hui, l'extrait de réglisse est un composé fréquemment retrouvé dans les formules cosmétiques. Son dosage recommandé est compris entre 2 et 5 %. Pour obtenir l'extrait, les racines sont séchées puis réduites en poudre. La plante est parfois qualifiée de promélanine par certaines marques de cosmétique, c'est-à-dire qu'elle stimule la mélanogénèse à l'origine du bronzage. On la retrouve fréquemment dans la composition des crèmes autobronzantes. Mais l'extrait de la réglisse sert surtout pour lutter contre les taches pigmentaires. L'hyperpigmentation est due à un dérèglement du processus de la pigmentation naturelle de la peau. Si la mélanine naturelle est en surproduction en certains endroits, cela entraîne l'apparition de taches inesthétiques.

De l'avis général, on répertorie ces taches de peau en trois catégories principales :

➢ Le « masque de grossesse » lié aux dérèglements hormonaux.

➢ Les taches de soleil, le plus souvent dues à une exposition excessive.

➢ Hyperpigmentation post-inflammatoire qui résulte d'une surproduction de mélanine après des lésions qui peuvent êtres dues à des blessures, des brûlures ou encore, et entres autres cas répertoriés, à des poussées d'acné juvénile.

L'efficacité de l'extrait de réglisse est due à la présence de glabridine, qui est un puissant dépigmentant, fort connu pour ses vertus éclaircissantes et antitaches. Il est capable d'inhiber la production de mélanine et donc, s'il y a moins de mélanine produite, il y a moins de pigments, donc moins de taches brunes qui apparaissent ici et là. **Polare** a inclus cet ingrédient pour que l'utilisateur bénéficie d'un teint plus clair, plus lumineux et plus uniforme. L'extrait de réglisse est aussi excellent pour protéger la peau des radicaux libres. L'acide glycyrrhizique confère une activité anti-inflammatoire. Il soulage ainsi les peaux irritées, les rougeurs ainsi que les démangeaisons et l'eczéma. Pour limiter l'apparition des tâches cutanées dues au vieillissement, les peaux matures peuvent aussi utiliser des soins contenant de l'extrait de réglisse. Ce composé est ainsi présent dans des sérums éclaircissants et des crèmes apaisantes.

Le squalane végétal

C'est un élément constitutif du sébum de la peau, et du sérum. Cette substance est très bien assimilée par les cellules cutanées. Il offre de nombreux bienfaits cosmétiques. Chez **Polare**, c'est bien compris.

Généralement issu de l'huile d'olive, le squalane végétal est une sorte d'huile transparente et sans odeur. D'un point de vue chimique, il ne s'agit pas d'une huile classique, mais d'un presque hydrocarbure qui agit comme une huile, mais sans laisser de résidu gras ou de pollution. C'est son affinité avec le film hydrolipidique de la peau qui en fait un ingrédient d'exception. Le sébum est composé naturellement d'approximativement 15 % de squalane. En formant un film à la surface de la peau, il est constitutif de notre barrière naturelle et empêche le dessèchement. C'est un peu la couche d'ozone de la peau.

D'abord d'origine animale dans ses extraits, il y a quelques années encore, il provenait essentiellement d'un extrait du foie de requin. Chez **Polare**, toute substance animale, liée à sa chasse ou son exploitation, est naturellement bannie. Comme les expérimentations sur les animaux. C'est indiscutable. Cela est vérifiable par le consommateur sur le site de l'INCI (International Nomenclature of Cosmetic Ingredients). Et ceci est valable pour toutes les marques dites « grand public ».

Précieux pour une bonne hydratation de la peau, le squalane végétal prévient la perte insensible en eau et améliore l'élasticité des tissus. Il prévient également l'oxydation tout en assurant une sensation agréable et confortable. Il facilite l'application du soin, améliore l'absorption des crèmes et des sérums par la peau et la pénétration de certains autres ingrédients. On trouve aussi du squalane dans les shampoings, après-shampoings et masques capillaires.

Le panthénol

C'est là aussi un ingrédient de référence en cosmétique, que ce soit dans les soins de la peau ou dans les produits capillaires, le panthénol possède de nombreux bienfaits « beauté ». Le panthénol est le nom donné à la provitamine B5 ou acide pantothénique. Il se présente sous la forme d'un liquide transparent et légèrement visqueux à température ambiante. C'est la vitamine la plus utilisée dans le domaine de la cosmétique : elle participe activement à la formation et à la régénération de la peau et des cheveux. Il est d'ailleurs largement utilisé en pharmacologie, pour les peaux sèches, abîmées et sensibles. On lui reconnaît volontiers des propriétés réparatrices, car il augmente la prolifération des fibroblastes et promeut la production de fibres de collagène. Ces deux actions contribuent à favoriser la régénération des cellules de la peau.
Les propriétés cicatrisantes du panthénol sont connues depuis les années 50 grâce à deux dermatologues américains qui ont testé ses effets sur des patients atteints d'ulcération cutanée. Il est aujourd'hui l'ingrédient phare de la célèbre pommade cica-

trisante Bépanthen. Il renforce le film hydrolipidique de la peau, tout comme le squalane, et il limite les pertes en eau et donc réduit la déshydratation et les effets peau d'orange. Le panthénol possède des propriétés anti-inflammatoires qui lui donnent son effet apaisant. Les crèmes et sérums à base de panthénol sont très efficaces pour apaiser les irritations communes. Une étude récente a confirmé les propriétés apaisantes du panthénol sur des peaux atopiques souffrant d'ichtyose, de psoriasis ou de dermatites de contact. L'action anti-inflammatoire du panthénol serait équivalente à celle de l'hydrocortisone, qui est un dérivé corticoïde.

Il peut convenir à tous les types de peau, mais il est particulièrement recommandé pour les peaux sèches, abîmées, sensibles, sujettes aux irritations et aux imperfections. On peut trouver communément du panthénol dans la composition des soins hydratants, réparateurs et apaisants pour la peau du visage ou du corps, dans les produits capillaires, dans certains maquillages, dans des déodorants dits apaisants, dans des crèmes cicatrisantes, dans les produits après-solaires apaisants. Le panthénol est généralement incorporé dans les produits à des concentrations comprises en 2 et 5 %.

Notons cependant que le panthénol n'est pas un cosmétique bio, car il est uniquement obtenu par procédé chimique et n'existe pas à l'état naturel. Le panthénol est un actif considéré comme sûr et très bien toléré par tous les types de peau. Il ne présente aucun danger pour la santé et n'est pas allergisant. Il peut convenir à tout le monde, y compris les femmes enceintes, allaitantes et les jeunes enfants.

La glycérine cosmétique

La glycérine est le plus connu des actifs hydratants et son incroyable efficacité n'est plus à démontrer. Mais quelles sont exactement les propriétés de la glycérine, les fonctions, et quelle est son utilisation en cosmétique ? Dans quels produits peut-on retrouver la glycérine ? Quels sont les bienfaits de la glycérine ? Et pour finir, existe-t-il des risques pour la santé à utiliser ce produit ?

La glycérine, aussi appelée glycérol, est un corps gras présent naturellement dans la peau, les huiles végétales et les graisses animales. Grâce à sa capacité à retenir son poids en eau, elle augmente la teneur en humidité de la peau et aide à lutter contre la déshydratation. C'est la définition type de cette substance que vous trouverez communément. Elle est très largement utilisée depuis des décennies en cosmétique pour ses propriétés hydratantes. C'est aussi un très bon solvant dans lequel se dissolvent de nombreux ingrédients. Beaucoup mieux que dans l'eau ou l'alcool. Communément, dans le secteur de la cosmétique, la part végétale et chimique du produit sont en concurrence.
La glycérine est aussi un agent dénaturant, un conditionneur capillaire, un agent de protection de la peau et un ingrédient utilisé pour l'hygiène buccale, dans ce dernier cas équivalent au sorbitol. C'est également un très bon émollient.
La glycérine est hygroscopique, elle absorbe l'humidité contenue dans l'air, elle peut aussi retenir l'eau, et ainsi maintenir un bon niveau d'hydratation de la peau. La molécule pénètre facilement l'épiderme où elle va aller retenir l'eau dans les tissus. En surface, grâce à son action occlusive, elle forme une barrière protectrice qui limite la perte en eau. C'est donc pour ses propriétés hydratantes et émollientes que la glycérine est utilisée dans les soins. Mais elle a aussi d'autres cordes à son arc.

➢ Elle a un rôle important dans le processus de régénération et de cicatrisation des tissus lésés, car elle favorise la production de lipides et la synthèse de collagène.

➢ Elle renforce également la fonction barrière de la peau en assurant une meilleure cohésion entre les cellules et en renforçant le film hydrolipidique de la couche cornée.

➢ Elle limite la déshydratation de la fibre capillaire.

➢ Elle est efficace pour les peaux sèches, déshydratées, abîmées. C'est aussi un actif de référence pour soigner les cheveux crépus, secs, bouclés.

Les taux de concentration de la glycérine dans les cosmétiques varient entre 2 % et 10 % pour les zones les plus rugueuses du corps humain, mais ne doivent pas dépasser cette limite au risque de provoquer de la déshydratation. Au-delà d'un certain taux, l'ingrédient attire l'eau vers l'extérieur, favorisant la déshydratation, tout l'inverse de l'effet escompté. Le corps gras entre dans la formulation de quasiment tous les produits de soin de la peau comme les crèmes, laits, baumes, beurres, masques, savons, gels douche, démaquillants, contours des yeux, hydratants sous la douche, crème à raser... Il est utilisé dans les crèmes et sérums visage hydratants, anti-âge, pour le corps dans des baumes et laits hydratants, protecteurs, nourrissants.

La glycérine améliore la qualité de la peau de manière générale. Elle la laisse hydratée, douce, souple, lumineuse. En entretien régulier, l'épiderme redevient confortable. En dermatologie, l'actif a également fait ses preuves pour apaiser les peaux souffrant de dermatite atopique.

La glycérine est un actif très bien toléré par la peau. Son potentiel toxique est nul et sa tolérance commune maximum. Selon la réglementation, le glycérol n'est soumis à aucune restriction ou condition d'emploi. Les études réalisées montrent une absence de risque cancérogène. Il peut être utilisé sans souci dans des soins hypoallergéniques, à destination des peaux sensibles. Jean-Baptiste Large et ses collègues, à la fin du XIXe et au début du XXe, l'utilisaient comme ingrédient de base. Elle reste LE classique pour la peau.

Xantham gum

Ses origines sont soit végétales soit synthétiques, c'est un polymère naturel ou d'hémisynthèse (compatible avec l'appellation bio). La gomme Xanthane est utilisée en cosmétique en tant que stabilisant d'émulsion, comme agent filmogène ou liant. Elle est obtenue par la fermentation d'un hydrate de carbone, par exemple du glucose avec la bactérie xanthomonas campestris. Une étude de 2016 du CIR (Cosmetic Ingredient Review) portant sur les gommes polysaccharides microbiens, dont la gomme Xanthane fait partie, conclut à l'innocuité de l'ingrédient. La gomme n'est pas encore soumise à réglementation en Europe. Aux États-Unis, la FDA limite son utilisation à 6 % du total des ingrédients dans les cosmétiques.

Ses fonctions sont donc celles d'un agent qui permet la cohésion de différents ingrédients cosmétiques. Puis d'un agent émulsifiant qui favorise la formation de mélanges entre des liquides non miscibles en modifiant la tension interfaciale entre l'eau et huile, par exemple. Elle aussi, comme la glycérine, joue un rôle de stabilisateur d'émulsion et aide à prolonger sa durée de conservation.

La gomme donne aussi la consistance d'un gel à une préparation liquide. Sa fonction principale est celle d'un agent d'entretien de la peau et elle sert également de régulateur en réduisant la tension superficielle des cosmétiques et en contribuant à la répartition uniforme du produit lors de son utilisation.

Cet ingrédient est présent dans 17,9 % des cosmétiques et dans plus de 70 % des coffrets anti-âge.

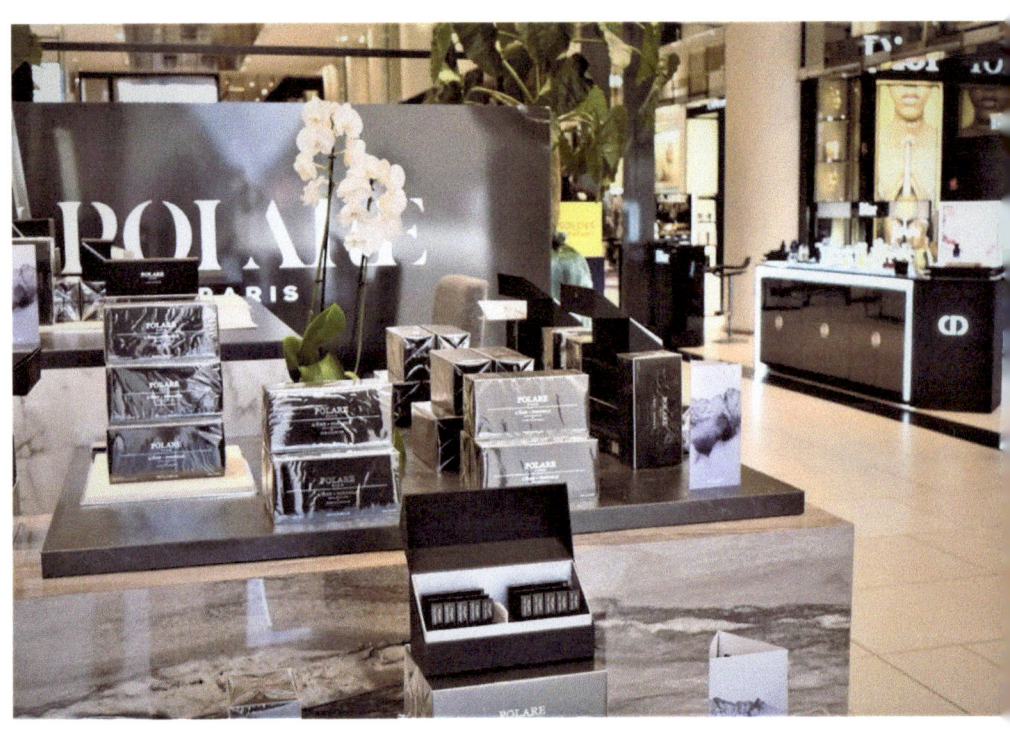

L'eau osmosée

Dans l'industrie cosmétique, l'eau est le principal ingrédient, quantitativement, mais aussi par son importance. Une liste des ingrédients d'un produit cosmétique commence le plus souvent par l'eau. Car sa proportion est généralement le pourcentage le plus élevé du produit. Par définition, son importance proportionnelle rend sa qualité primordiale. Une eau « ordinaire », comme celle du robinet, n'est majoritairement plus utilisée dans l'industrie cosmétique. L'eau choisie subit des traitements de purification avant d'être utilisée. La peau est composée de différents compartiments dans lesquels l'eau est un des constituants de base. Et l'eau, comme l'hydratation, sont à l'origine du confort cutané. L'utilisation de l'eau en formulation remonte à la nuit des temps, et elle a repris sa place quand l'industrie a délaissé petit à petit la « pommade », pour lui préférer des mélanges aqueux. Les plus anciennes émulsions utilisées sont probablement des produits réalisés sur la base de ce que l'on appelle le « Cérat de Galien », un excipient réalisé par mélange d'eau florale avec de la cire d'abeille. Cette notion a été reprise à partir de la fin du XIXe siècle pour réaliser des produits que l'on appelle les cold-creams. Ce que donnait initialement la formule de Jean-Baptiste Large.

Si les premiers produits avec de l'eau étaient des produits gras en contenant peu, l'apparition d'un type de formulation devenue une référence quasi incontournable, les crèmes stéarate, a impacté la définition de la qualité de l'eau utilisée. Ces formules réalisées à base de savon, des stéarates alcalins, présentent la caractéristique d'être extrêmement sensibles à la dureté de l'eau. Cette caractéristique a été renforcée par l'utilisation d'un autre type d'ingrédients, les gélifiants à base de polymères acryliques. Plus connu sous le nom de « Carbomer », qui sont donc également très sensibles à la dureté de l'eau, renforçant ainsi la nécessité d'une eau de qualité constante.

L'eau osmosée est une eau traitée par un osmoseur, ce qui la différencie de l'eau distillée ou de l'eau déminéralisée. C'est une eau pure à 99,9 %, car elle est débarrassée de tout autre élément que H et O par le phénomène d'osmose inverse. Elle offre de nombreux avantages que les professionnels de la santé et de l'industrie cosmétique exploitent volontiers à cause de sa neutralité bactérienne et chimique. Dans le traitement réalisé par un osmoseur, l'eau H_2O va du milieu aqueux le moins minéralisé vers celui le plus minéralisé, jusqu'à ce que les deux milieux aient une minéralisation équilibrée : on atteint alors l'homéostasie. Si l'eau est également passée sur un lit de résines déionisantes, l'eau osmosée devient une eau déminéralisée. Par définition, l'eau osmosée est privée de sels, elle est donc qualifiée d'eau adoucie. L'adoucissement de l'eau passe par une diminution du titre hydrométrique, cette diminution ramenant à zéro la dureté de l'eau osmosée. Les technologies se sont petit à petit sophistiquées, et on rencontre dans l'industrie ces différents procédés en fonction des besoins et des moyens pour aboutir maintenant à des eaux de très haute pureté, bien que techniquement et réglementairement parlant, aucune obligation ne soit faite d'utiliser de l'eau de très haute pureté.

Mais si elle peut être des plus pures, et même à 100 % naturelle, et même si elle n'a subi aucun traitement chimique, l'eau ne peut jamais être qualifiée de biologique. Elle ne se cultive pas ! La solution à ce problème est venue des eaux florales pour la cosmétique bio ou naturelles. Parce qu'elles sont issues d'un végétal qui peut aussi agir en actif : purifiant, astringent, hydratant ou équilibrant. Enfin, les végétaux à partir desquels elles sont obtenues ayant été cultivés dans des conditions biologiques, les eaux répondent aux critères de « bio ».

On peut distinguer plusieurs catégories d'eaux utilisées pour les soins de beauté :

➢ Les eaux forales : obtenues par hydrodistillation, comme l'eau de rose (le Cérat de Galien), l'eau de bleuet (spécialités du contour de l'œil), l'eau hamamélis…

➤ Les eaux thermales : l'usage d'eaux thermales dans les cosmétiques a connu beaucoup de succès, et engendré de nombreuses spécialités. Le groupe L'Oréal est très engagé dans ces approches.
➤ Les eaux de fruit : obtenues par déshydratation de fruits ou de végétaux.
➤ Les eaux spéciales : issues d'origines diverses, comme l'eau de mer, l'eau de glacier ou des origines exotiques de cette nature.
➤ Eaux-Mères © : une approche originale de l'eau en cosmétique.
➤ L'Eau de Kangen ou eau hydrogénée : appelée également « eau alcaline », ou encore « eau hydrogénée ».

Les propriétés qui sont prêtées à cette qualité d'eau sont :

➤ Son alcalinité qui permet de lutter efficacement contre l'acidose.
➤ Un pouvoir antioxydant élevé lutte contre les radicaux libres.
➤ Une microstructuration ou « eau hexagonale » qui permet une meilleure assimilation de l'eau par les tissus.

Les caractéristiques de la peau sont orientées vers l'acidité, le pH du revêtement cutané étant naturellement acide, certains problèmes cutanés sont associés à l'alcalinisation. Le piégeage des radicaux libres peut se faire avec des substances très efficaces. Enfin, l'hydratation du tissu cutané ne se fait pas par l'eau, mais par la régulation du flux hydrique. Et c'est sur ce point que le sérum **Polare l'âge Miracle** intervient de par sa composition inédite.

Le saviez-vous ?

L'eau osmosée est un ingrédient précieux pour les alchimistes de la cosmétique. Elle fut développée par le pharmacien Charles Dépensier en 1890, sous l'appellation très connue d'Eau précieuse.

La lotion Eau Précieuse est utilisée pour éliminer les impuretés, les cellules mortes et absorber l'excès de sébum des peaux à imperfections. Alliant des propriétés antibactériennes et exfoliantes, la lotion Eau Précieuse aide à lutter contre les petites imperfections de peau. Elle n'agresse pas l'épiderme et laisse la peau fraîche et purifiée. La lotion est reconnue pour les peaux à tendance acnéique, sa formule à base d'acide salicylique et d'acide borique permet une double action : purifier la peau et l'excès de sébum et l'assainir en favorisant l'élimination des points noirs et boutons.

L'Eau précieuse en quelques dates clés :
1890 : Naissance de la lotion Eau Précieuse Dépensier destinée à soulager les maux de jambes et les maladies de peau.
1927 : Le laboratoire Charles Roux rachète la lotion Eau Précieuse.
1942 : L'Eau Précieuse Dépensier se voit attribuer le statut de médicament dédié au traitement des problèmes de peau.
1950 : La marque lance son premier spot radio pour vanter les bénéfices du produit.
1982 : Eau Précieuse arrive à la TV sur une campagne qui met en avant ses propriétés « calmantes, toniques et rafraîchissantes ».
2004 : Les laboratoires Omega Pharma France rachètent la lotion.

Le propylène glycol

Le propylène glycol est un liquide incolore, quasiment inodore, légèrement visqueux et peu volatil. On retrouve ce solvant également dans l'industrie alimentaire et l'industrie pharmaceutique.

Selon la base européenne des ingrédients cosmétiques (Cosing), le propylène glycol est un agent humectant, d'entretien de la peau, un agent de contrôle de viscosité et un solvant (dissout ou dilue une formule).
Le propylène glycol entre principalement dans la formulation des crèmes visage, colorations capillaires, lingettes intimes, bains

de bouche, brumes parfumées. Très employé en cosmétique conventionnel, il est interdit en « bio » car son process de fabrication induit l'utilisation de produits chimiques. Certifié neutre, pourtant. Les bienfaits du propylène glycol tiennent essentiellement dans sa contribution à maintenir un bon niveau d'hydratation de l'épiderme en aidant à faire pénétrer dans la peau les ingrédients contenant de l'eau. Alcool polyvalent, il est utilisé pour améliorer l'état de la peau, comme solvant organique ou pour jouer les conservateurs. Grâce à son action sur la viscosité des formules et son pouvoir dissolvant, il permet de créer un produit lisse, uniforme, homogène. Hygroscopique, il permet également de maintenir le taux humidité du cosmétique, de le stabiliser pour éviter qu'il ne s'altère. C'est à lui que l'on doit notamment la texture constante des rouges à lèvres ou l'odeur durable des parfums. Il transporte les actifs là où ils doivent être délivrés dans la peau. Enfin, en absorbant l'eau, il joue un rôle hydratant pour l'épiderme. Le propylène glycol n'est pas un ingrédient controversé. Il est stable et non toxique, il ne représente donc aucun risque pour la santé. Les cas d'allergie existent mais ils sont rares et il n'est pas persistant dans la nature, ni dans notre organisme, il n'est pas cancérogène, il est non soumis à restrictions ou conditions d'emploi et ne figure pas dans la liste des substances interdites ou restreintes du Règlement (CE n°1233/2009).

L'acétate d'alpha-tocophéryle

C'est une forme spécifique de vitamine E que l'on trouve souvent dans les produits de soins de la peau. On l'appelle aussi acétate de vitamine E. La vitamine E est connue pour ses propriétés antioxydantes. Les antioxydants aident à protéger votre corps des composés nocifs appelés radicaux libres.

L'ATA est stable, ce qui signifie qu'il peut mieux résister aux contraintes environnementales telles que la chaleur, l'air et la lumière. Cela le rend idéal pour une utilisation de cosmétiques enrichis, car il a une durée de conservation plus longue. Vous trouverez la vitamine acétate dans une grande diversité de produits pour soins de la peau. Les propriétés antioxydantes de la vitamine E peuvent aider à prévenir les dommages causés par l'exposition aux UV. La vitamine E peut également avoir un effet anti-inflammatoire sur la peau.

Le saviez-vous ?

En plus des compléments alimentaires et des produits cosmétiques, vous pouvez trouver de la vitamine E dans les aliments suivants :
- Légumes à feuilles vertes, comme le brocoli et les épinards
- L'huile de tournesol, l'huile de germe de blé et l'huile de maïs
- Les graines de tournesol
- Les noix et amandes
- Les céréales complètes
- Le kiwi et la mangue

La dose quotidienne recommandée de vitamine E est de 15 milligrammes.

Benzoate de sodium

Le benzoate de sodium est un agent conservateur soluble dans l'eau. Il est très utilisé en cosmétique conventionnelle du fait de son efficacité. Sa dose recommandée d'utilisation se situe entre 0,2 et 0,5 % de la formule. Il tolère un pH allant jusqu'à 9, mais assure une véritable efficacité de conservation autour d'un pH de 5,5. Le benzoate de sodium est un conservateur pur et doux pour les produits, mais aussi pour la peau. En tant que conservateur, il va supprimer la croissance de germes, levures, moisissures et bactéries qui pourraient se retrouver naturellement dans votre produit lors de son utilisation.

Gatuline et Fibroblastes

La gatuline est un principe actif naturel qui agit sur les propriétés liftantes naturelles de la peau, pour une peau plus ferme avec des rides réduites de manière significative.

Elle stimule l'activité des fibroblastes, stimule le dynamisme cellulaire et réorganise ainsi le réseau de fibres de collagène. Le derme est un tissu conjonctif composé de fibroblastes qui produisent des protéines comme le collagène et l'élastine, qui se déposent dans la matrice extracellulaire. Les fibroblastes jouent un rôle fondateur dans l'architecture du derme, car ils interagissent en permanence avec l'ECM dans une structure tridimensionnelle. Grâce à leur mobilité et à leurs propriétés contractiles, les fibroblastes organisent un réseau de soutien qui apporte fermeté et élasticité à la peau. À mesure que la peau vieillit, elle perd de l'élasticité et de la fermeté. Le renouvellement cellulaire ralentit et la production de collagène diminue. La structure du derme est désorganisée, entraînant un relâchement de la peau et une accentuation des rides. Pour prévenir l'affaissement et lutter contre les signes du vieillissement, il est essentiel de renforcer la structure du derme en ciblant le dynamisme cellulaire et en stimulant les fonctions biomécaniques des fibroblastes.

Cet actif, présent dans la composition du sérum Polare âge Mirage, est un extrait huileux concentré extrait de la partie supérieure de la plante Spilanthes Acmella.

Cette plante, que nous avons détaillée et étudiée plus haut dans le texte, est réputée pour sa teneur élevée en alkylamides. Les alkylamides sont d'excellents marqueurs d'activité. Ses actions principales sont de renforcer l'architecture du derme et de combattre les signes du vieillissement, de stimuler les fonctions biomécaniques des fibroblastes, d'augmenter la densité de la peau et de donner douceur et fermeté à la peau (voir Spilanthes Acmella). C'est un gage de teint éclatant.

Caprylis

La caprylis est aussi connue sous le nom d'huile de coco. Ses triglycérides d'origine végétale dérivés d'huile sont une base huileuse non grasse : ils pénètrent immédiatement le derme en assouplissant la peau. L'émollient de Caprylis est composé également d'acides caprique et caprylique. Il correspond donc à la fraction la plus « légère » et pénétrante de l'huile de coco, d'où son appellation courante d'huile de coco fractionnée. Le liquide huileux en son aspect va d'incolore à jaune pâle et son odeur est neutre. Huile sèche, la Caprylis est idéale aussi bien pour formuler des huiles de soin que des laits et crèmes. Cette huile améliore la pénétration des actifs liposolubles, notamment des huiles essentielles, et laisse la peau respirer naturellement.

Le saviez-vous ?

Les triglycérides d'acides gras sont les composants principaux des huiles végétales. Chaque huile végétale est un mélange unique de triglycérides de différents acides gras. Le toucher d'une huile végétale et ses propriétés sont en grande partie déterminés par la proportion et le type des différents acides gras qu'elle contient.

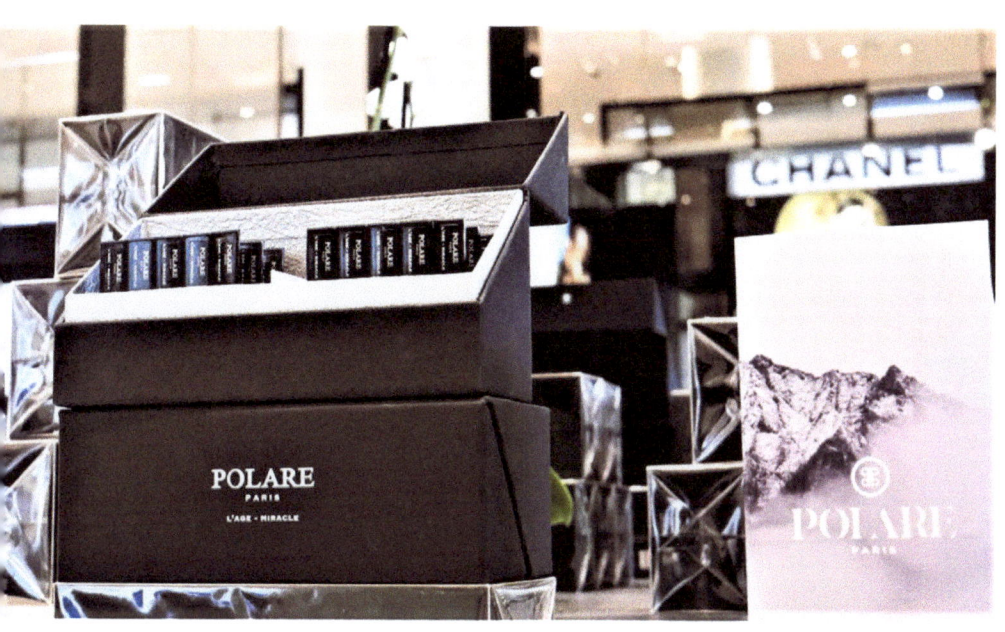

INNOVATION IS OUR KEY

Origin Certificate

I undersigned ███████████, president of ███████████ rue ███████, 75017 Paris, certify that the product listed below is made in France.

L'AGE-MIRACLE

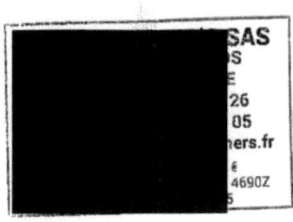

Paris, October 14th, 2019
M. ███████████
███████████ president

- 75017 - Paris - France
Tel : +33 (0)1 40   - Fax : + 33 (0)1 40   - Email : contact@
Siret 420   5 000   - APE 4690Z - TVA FR 28   215

Paris 2 October 2019

L'ÂGE MIRACLE – ANTI-AGING SERUM

CONFORMITY DECLARATION

We declare the compliance of the above mentioned product with the requirements of regulation 1223/2009 of the European Parliament and the Council of 30 November 2009 on cosmetic products.

We also declare the above mentioned product is manufactured and tested with the requirements of ISO 22716:2007 regarding Good Manufacturing Practices of cosmetic products.

CERTIFICATE CONCERNING TSE/BSE DECLARATION

To Whom it May Concern:

I, ▓▓▓▓▓▓▓▓ president of ▓▓▓▓▓▓▓ SAS, 4 rue ▓▓▓▓▓▓ 75017 Paris, do certify to the best of my knowledge that the product named below is manufactured in accordance with the European Economic Community Cosmetic Products Directive and all applicable World Health Organization (WHO) guidelines.

We confirm the following statements:

The above mentioned product DOES NOT CONTAIN ingredients derived from ovine (sheep), bovine (vows), or caprine (goats), or restricted substances, hormones, heavy metals, antibiotics, steroids and any natural and chemical ingredients having harmful effects on human biological and behavioral functions.

President

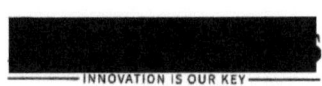

——— INNOVATION IS OUR KEY ———

CERTIFICATE OF COSMETIC PRODUCT & SHELF LIFE

I undersign ████████ president of ████████ 75017 Paris France, in quality of manufacture and laboratory of the following product below, certify information's below:

- **Cosmetic product**: The product "L'âge-miracle" is a cosmetic product without any hazardous substances.

- **Shelf Life**: In storage condition below and in original packaging.

Product	Shelf life	Period after opening
L'âge-miracle	36 months	6 months

Storage condition: Room temperature, sheltered from light, moisture and oxygen.

Paris 14 October 2019

President

4 rue Milne Edwards - 75017 - Paris - France
Tel : +33 (0)1 40 55 26 26 - Fax : + 33 (0)1 40 68 05 05 - Email : contact@deltapartners.fr
Siret 420 959 215 000 47 - APE 4690Z - TVA FR 28 420 959 215

COURBEVOIE, le 01/10/2021

ATTESTATION

Je soussigné ▮▮▮▮▮▮▮▮▮▮▮▮▮▮▮▮▮▮▮▮▮▮▮▮▮▮ Courbevoie – France, certifie que nos procédures de travail sont conformes aux exigences de la norme ISO 22716 et des Bonnes Pratiques de Fabrication, et les respectent.

Gérant

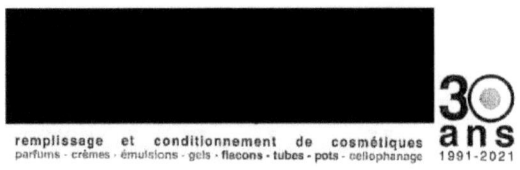

remplissage et conditionnement de cosmétiques
parfums · crèmes · émulsions · gels · flacons · tubes · pots · cellophanage 1991-2021

ATTESTATION

Je soussigné ▓▓▓▓, Représentant légal de la SAS ▓▓▓, atteste que nous visons le respect des Bonnes Pratiques de Fabrication Cosmétiques (selon le référentiel ISO 22716:2007) dans l'exécution de nos opérations.

Fait pour valoir ce que de droit,

La Ferté Bernard, le 28 mai 2021

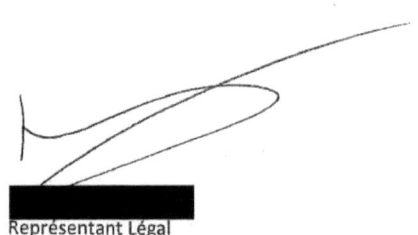

Représentant Légal

ATTESTATION

Je soussigné ███████ président du GROUPE ███████ certifie que SERUM HYALURONIQUE – SERHA25.04 n'a pas été testé sur les animaux.

Fait à Courbevoie, le 02 juin 2022.

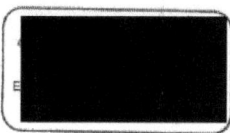

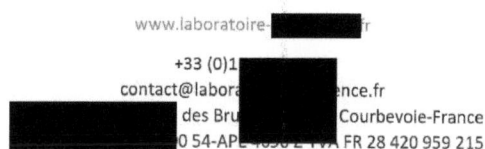

IX

Botox libre

VERSUS

Botox

La toxine botulique est une toxine sécrétée par le clostridium botulinum, la bactérie responsable du botulisme. Le botulisme est à la base une toxi-infection alimentaire généralement contractée lors de la consommation de conserves avariées. Il s'agit d'une protéine dont les propriétés neurotoxiques en font le plus puissant poison connu. La toxine est thermolabile, mais résistante aux acides et aux sucs digestifs. Ses propriétés en font à très faible dose un produit thérapeutique ou cosmétique. Il existe toutefois un botulisme iatrogénique, provoqué à la suite d'erreurs de dosage ou de surdosage, surtout avec des produits non homologués.

Les utilisations thérapeutiques sont nombreuses : strabisme, nystagmus, blépharospasme, torticolis… On utilise aujourd'hui la toxine botulique pour traiter les problèmes de transpiration excessive et d'hypersialorrhée grâce à l'action de la toxine sur les récepteurs du réseau parasympathique. La toxine botulique peut aussi être utilisée pour remédier à des affections gastro-entérologiques et urologiques.

Utilisations cosmétiques

La toxine botulique est utilisée en injections locales à faible dose pour provoquer des paralysies musculaires ciblées afin d'atténuer temporairement les rides, pendant cinq à six mois. En général, on traite les rides dites du lion, le muscle frontal et les rides dites de la patte d'oie.

L'application esthétique de la toxine botulique a été découverte à la fin des années 1980. Les docteurs Alastair et Jean Carruthers font la première présentation du produit, pour un usage esthétique, à un congrès scientifique qui ne validera pas la découverte. Mais l'utilisation esthétique de la toxine botulique est devenue un véritable phénomène de société aux États-Unis, puis progressivement dans le reste du monde. Le laboratoire

Allergan la commercialisera sous le nom de « Botox ». D'autres appellations commerciales sont également utilisées : Dysport, Vistabel, Bocouture ou le Xeomin. Les injections de toxine botulique sont souvent associées aux injections d'acide hyaluronique. Les premières ont un effet tenseur de la peau alors que les secondes ont pour effet de combler les rides. Il est souvent utile d'utiliser les deux techniques pour traiter l'ensemble d'un visage. Les injections agissent uniquement sur les rides dynamiques, ou rides d'origine musculaire, et ont un effet de mise au repos des muscles ciblés.

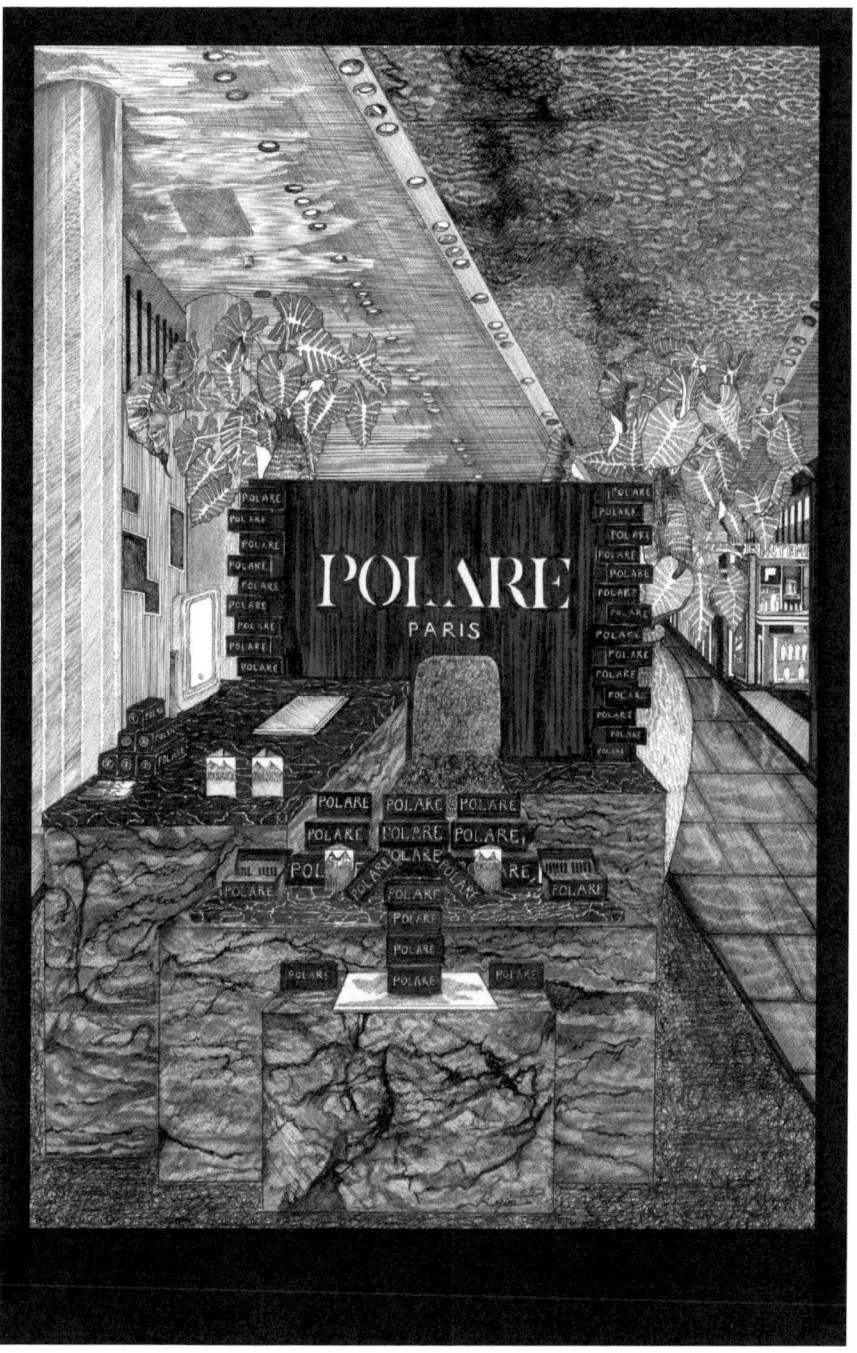

Dessin original de Zakaria Kajiou

Les injections de botox et d'acide hyaluronique

Avec quelque 221 650 injections « antirides » par an, ce sont les actes de médecine esthétique les plus pratiqués en France. Ces injections de produits résorbables entraînent parfois, selon les produits, des réactions et des effets secondaires indésirables.

Le botox et l'acide hyaluronique sont des produits résorbables, c'est-à-dire qu'ils sont dégradés naturellement par la peau au fil du temps. Le résultat est donc transitoire, mais c'est aussi un gage de sécurité. Le risque de réaction est bien moindre qu'avec un produit qui reste de façon permanente dans l'épiderme. À savoir que ces deux produits injectés n'obéissent pas à la même réglementation. La toxine botulique est un produit de culture médicamenteux.
En France, seulement trois produits ont une autorisation de mise sur le marché : Azzalure, Bocouture et Vistabel. Seuls les chirurgiens spécialisés en chirurgie maxillo-faciale, en chirurgie de la face et du cou et en chirurgie plastique reconstructrice et esthétique, ainsi que les dermatologues et les ophtalmologues sont autorisés à l'injecter.
Mais, concrètement, quels sont les dangers d'une injection de botox ?
Une étude révèle que le botox peut entraîner de multiples complications chez de nombreux patients. Les résultats d'une grande enquête publiés en septembre 2021, consécutifs à l'analyse de 30 cas d'étude impliquant 17 352 injections de botox dans le visage, affirment que ce traitement anti-âge provoque des effets indésirables chez 1 patient sur 6, pour un taux global de complications d'environ 16 %. Parmi les complications recensées, parfois simultanées :

- ➢ Une raideur musculaire
- ➢ Des étourdissements
- ➢ Des bleus aux points d'injection
- ➢ La chute d'une paupière supérieure

- Asymétrie du sourire
- Les sourcils s'abaissent
- Un œdème le plus souvent localisé au niveau du front ou des yeux
- Une vision double (diplopie)
- Des traits figés
- Des vertiges et des douleurs
- Des symptômes cardiovasculaires allant de l'hypertension aux crises cardiaques

Ce constat les amène aussi à demander que les cliniques administrant du botox soient agréées et tenues de signaler les complications observées comme condition de leur licence. En France, l'Association française de médecine esthétique se veut rassurante et indique qu'il y a des risques et effets secondaires aux injections esthétiques, même si les vraies complications et grands dangers restent rares.

Il faut aussi rester prudent avec des injections hors AMM : certains médecins proposent d'injecter de la toxine dans le bas du visage pour améliorer les rides, mais c'est une région complexe à traiter et plus à risque de complications.

L'acide hyaluronique qui corrige les volumes relève du dispositif médical, au même titre que les prothèses mammaires ou les pansements. Ce dispositif n'est donc pas considéré comme un médicament. Il est assujetti au marquage CE, qui garantit uniquement la qualité sanitaire de la formule. En France, une centaine de produits sont commercialisés par autant de fabricants. Ils sont contrôlés régulièrement par l'Agence nationale de sécurité du médicament et des produits de santé (ANSM). Tous les médecins peuvent l'injecter dans le visage. L'acide hyaluronique peut s'utiliser sur toutes les peaux grâce à la variété de ses formulations, mais il existe cependant quelques contre-indications pour les injections d'acide hyaluronique dans le visage. Ainsi, elle ne doit pas être utilisée chez les personnes souffrant de certaines maladies auto-immunes actives, inflammatoires aiguës ou musculaires. Il est impératif de prévenir le praticien si l'on a déjà fait des injections à base de produits permanents, car certains produits peuvent être incompatibles. L'acide hyaluronique injecté a aussi quelques dangers. D'abord des risques d'insatisfaction esthétique. Mais aussi des risques médicaux. Selon l'ANSM, les effets indésirables liés aux injections d'acide hyaluronique toucheraient 0,1 à 1 % des personnes.

Les plus fréquents sont la formation de petits œdèmes, des petits saignements ou des hématomes qui s'estompent en quelques jours. L'allergie à l'acide hyaluronique existe, provoquant chez l'utilisateur une réaction inflammatoire localisée de type urticaire. Chez certaines femmes, des nodules peuvent apparaître et créer une petite boule au niveau de la zone injectée, parfois plusieurs mois après l'intervention. Il peut également arriver que l'acide hyaluronique soit injecté dans une artère et la bouche. Cela peut provoquer des nécroses cutanées ou des emboles vasculaires.

Vous comprendrez aisément à la suite de la lecture de ce passage que l'utilisation pour le même résultat du sérum Polare âge Miracle est préférable, car là, les risques et effets secondaires sont nuls. L'effet n'est peut-être pas aussi immédiat qu'avec une injection, mais au moins, il est sans risque, sans désagrément et sans l'intervention d'un tiers. Mais attachons-nous maintenant à un autre ingrédient de notre sérum Polare : j'ai nommé le Botox libre.

Botox libre

Cet actif surpuissant efface les rides s'il est inclus dans une crème et surtout dans un sérum à la formule cosmétique étudiée. Sans injection ni aiguille, il est reconnu aussi efficace que le Botox « traditionnel ». Le Botox en injection était plébiscité depuis 1997 pour limiter les rides dynamiques, c'est-à-dire celles causées par les mouvements musculaires répétés. Mais en application libre, il parvient à améliorer l'apparence des rides d'expression en ciblant les zones de contractions musculaires qui les provoquent. Il cible notamment le contour de l'œil et le front, qui ont tendance à présenter des signes de l'âge de manière prématurée. Parce que les muscles sont moins sollicités, le visage se décrispe, les traits se défroissent, les rides et ridules sont moins marquées. La peau retrouve sa vigueur et son aspect lisse. De quoi faire de la concurrence à l'injection star de la médecine esthétique. Certains spécialistes appellent ce produit miracle le botox naturel. Dans le cas de **Polare**, il s'agit d'un sérum anti-âge qui s'applique simplement sur le visage. On est alors loin des injections de toxine botulique qui nécessitent l'intervention d'un professionnel, et qui, comme vous l'avez lu, ne sont pas sans risques. C'est sans doute ce qui pousse certains à qualifier ce produit de *botox naturel*. Un de ses ingrédients principaux est l'extrait de la plante Acmella, d'où la qualification « naturelle » inhérente au produit. Cet anesthésique local atténue donc la contraction des muscles autour des yeux et des lèvres, ce qui permet de réduire les rides. Correctement dosé et utilisé, les résultats liés à la consommation du sérum **Polare** sont optimums au bout de 10 à 12 semaines.

Et cerise sur le gâteau, il est bien moins onéreux que des injections de botox « classique ». Communément, le *botox Bio* sans injection passe pour être devenu le soin anti-âge des stars. Surfez sur le Web, vous trouverez des tas d'articles sur le sujet. La marque **Polare** a bien compris le besoin des consommateurs. Et le botox libre est un des principaux ingrédients du sérum, dont les effets sont en plus décuplés grâce aux dosages élaborés spécialement selon la formule ancestrale de Jean-Baptiste Large, mais évidemment réactualisés avec les nouvelles technologies et réglementations du genre.

Ce soin anti-âge permet d'éviter les effets qui peuvent s'avérer néfastes du botox et de la chirurgie esthétique : notre sérum est une révolution cosmétique dans l'univers des soins du visage et préserve une composition majoritairement biologique dans ses ingrédients.

Au-delà de sa dimension indolore et naturelle, le sérum **Polare anti-âge Miracle** réduit les contractions musculaires et détend les traits du visage quasi instantanément ! Les petites ridules, en particulier celles situées autour des yeux et entre les sourcils, s'estompent visiblement. La peau devient plus lisse et conserve son volume. Voilà une alternative anti-âge géniale pour ceux et celles qui redoutent les effets controversés du botox et qui, comme moi, ont la phobie des aiguilles et des cabinets médicaux.

X

Polare

Interview du fondateur

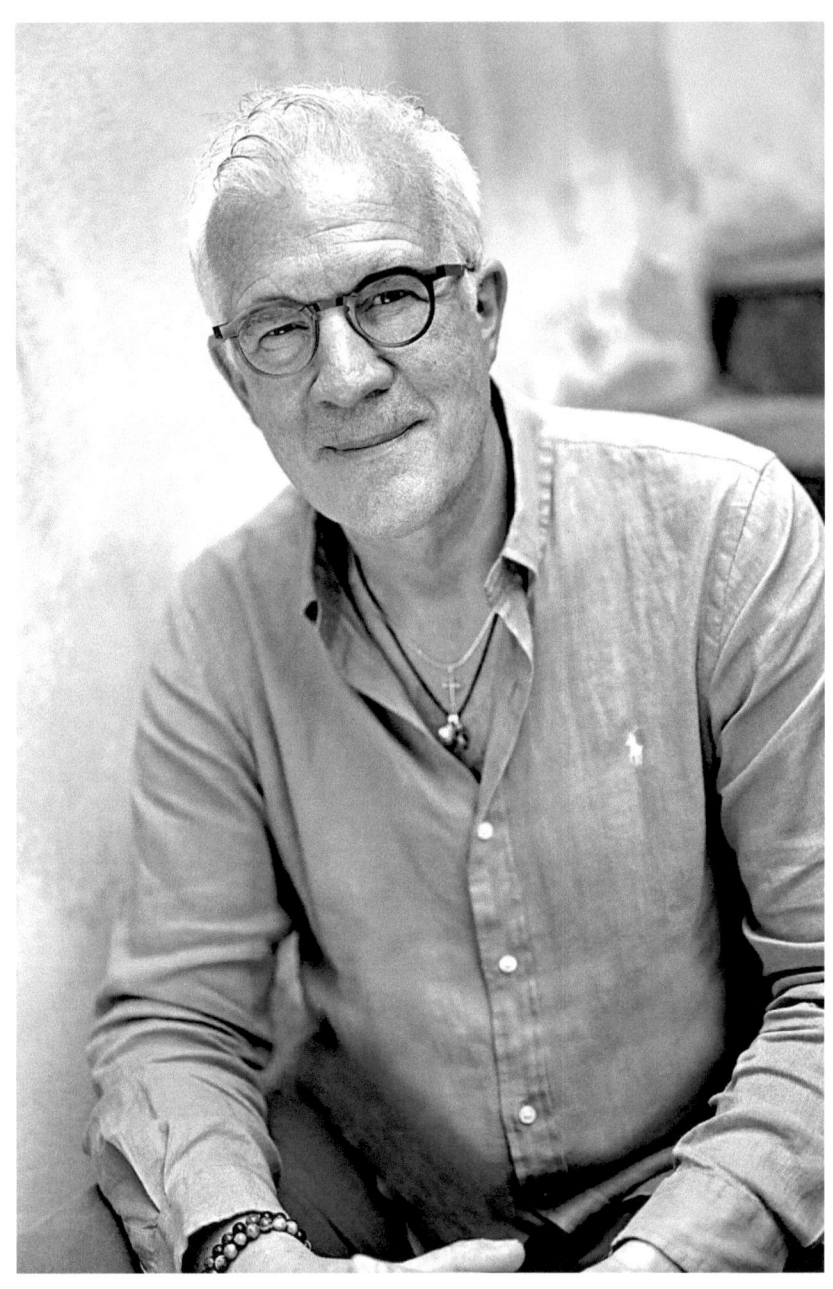

Portrait réalisé par : @eric.cassini

Dans les livres sur mesure que je réalise avec le concours de la maison d'édition JDH, je m'attache à plusieurs choses. La première, c'est d'avoir une certaine liberté pour écrire. J'entends par là que mon propos ne soit pas remis systématiquement en question par l'interviewé, en clair que je ne puisse pas poser de question directe à mon interlocuteur. La seconde est le plan de travail et le timing de réalisation. Un mauvais « client » pour moi, c'est aussi un interlocuteur qui reporte ses rendez-vous téléphoniques ou qui ne lit pas au fur et à mesure les chapitres envoyés. Enfin, j'aime les rapports francs et directs, et plus que tout, j'apprécie la passion qui anime la personne qui parle de sa vie, de son entreprise et de sa vision des deux. Avec Dominique Large, je suis servi et bien servi. L'homme est très courtois, très ponctuel, enthousiaste et surtout très intéressant. C'est pourquoi, à quelques reprises dans ce livre, je l'ai directement cité, et aussi, j'ai décidé de réaliser le verbatim de nos entretiens quand, pour moi, sa parole devenait essentielle pour le lecteur. Voici un de ces extraits de dialogues :

— Dominique Large, quels sont les projets de la marque « Polare » à court terme ?

— *Développer la gamme de produits, bien évidemment, et suivre de très près l'évolution des progrès scientifiques dans le domaine du cosmétique. Dans le domaine, cela va très vite et les progrès sont nombreux, notamment sur les composants et ingrédients des « recettes ». Ensuite, multiplier les points de vente et s'associer avec des partenaires diffuseurs. Enfin, développer conséquemment le site internet. Tout cela est en cours de réalisation.*

— Développer la gamme ? Vous voulez parler du sérum Polare anti-âge Miracle ou d'autres produits ?

— *Oui, d'autres produits en plus du sérum Polare âge Miracle, qui entre parenthèses va subir quelques modifications dans sa prochaine édition, nous pensons à élargir l'application de la formule à une crème de nuit. Une cold-cream. Nous avons aussi quelques déclinaisons en tête, comme quelques applications, mais sur ces sujets nous sommes en pleine réflexion. Vous n'en saurez guère plus pour le moment. (rire)*

— Une cold-cream ? Cela nous rapprochera du produit créé par Jean-Baptiste, je veux dire « initialement ». Un retour aux sources ?

— *Oui, en quelque sorte, mais avec la technologie de notre époque et avec des dosages plus adaptés à la destination du produit. L'idée est de toujours travailler sur une formule dont la destination est le bien-être de l'utilisateur.*

— En complément du sérum ?

— *Oui et non, mais encore une fois, le sérum Polare anti-âge n'a pas besoin d'adjuvant. Non, ici, il s'agit de répondre à une autre demande du consommateur et surtout à son confort.*

— Je reviens à un point essentiel de votre précédente réponse sur la question de l'évolution du produit : quelles sont les modifications que vous apportez à cette édition 2023 ?

— *Le parfum. Jusqu'ici, le sérum Polare anti-âge Miracle était inodore. Neutre, si vous préférez. Là, nous travaillons sur l'aromatisation du sérum.*

— Pourtant, un produit inodore a aussi ses avantages.

— *Oui, et il n'est pas exclu de livrer deux ou plusieurs déclinaisons du sérum à nos clients, mais, encore une fois, chez Polare, nous sommes très sensibles aux retours que nous font les consommateurs, et puisque pour nous, en un rien de temps, le succès du sérum a dépassé les prévisions les plus optimistes, et que nous avons dû affronter une rupture de stock, nous avons eu le temps de travailler à l'élaboration de cette formule enrichie. Mais je n'en dis pas plus.*

— Une autre question maintenant : puisque vous avez évoqué l'actualité scientifique du cosmétique, on commence à beaucoup entendre parler depuis quelques semaines du phénomène du Botox en bouteille…

— *Oui, c'est la sortie de l'année ! J'ai appris l'existence de ce produit il y a quelques mois, sur les réseaux sociaux, notamment sur TikTok. Un de mes associés, résident chinois, m'avait fait un topo sur le sujet. Il s'agit d'un produit ayant le même effet que le non moins fameux Botox like. Ces produits et l'ensemble de leurs déclinaisons ont exactement le même effet sur la peau.*

— À l'Est, rien de nouveau donc…

— *Non, rien de nouveau. Sauf que chez Polare, nous avons le « petit » plus qui fait toute la différence. Notamment sur l'hydratation et surtout sur le dosage.*

— Vers quel âge recommanderiez-vous l'utilisation du sérum Polare en application quotidienne ? Pour homme comme pour femme. Rappelons là la mixité du produit.

— *Je dirais que tout dépend du type de peau… comme de l'environnement que subit la personne… comme de son hygiène de vie… mais à l'aube de la trentaine, il est temps de s'en occuper… C'est commun à tous…*

— On entend souvent dire que les femmes vieillissent beaucoup plus vite que les hommes…

— *C'est une idée reçue, largement colportée par des marketings peu scrupuleux, si vous voulez mon avis… Chez Polare, nous ne catégorisons pas, et nous en sommes conscients, car nous sommes nous-mêmes utilisateurs de cosmétique, que chaque cas est différent. D'où nos efforts pour développer le confort de soin d'une part, l'efficacité du sérum sur les rides et les ridules d'autre part, comme sur l'élasticité de la peau. Les effets du vieillissement sont multiples et certaines conditions de vie en accélèrent le mouvement. Notre but avec le sérum âge Miracle de Polare est de répondre à l'ensemble du spectre du problème. De traiter causes et conséquences. D'ailleurs, j'insiste, notre produit est mixte. Et je suis son premier utilisateur, bien que concepteur.*

— Pour beaucoup de gens, l'âge n'est pas un problème. Et donc encore moins le vieillissement.

— *C'est vrai, j'en suis bien conscient. Mais que la lutte contre le vieillissement de la peau soit ou non « le cheval de bataille » de l'utilisateur de cosmétique, cela n'enlève rien au soin !*

— Au confort de soin ?

— *Oui, une peau qui gratte, qui tire, qui rougit, des rides qui se creusent, une peau trop sèche ou paradoxalement trop grasse, une peau à boutons, c'est de l'inconfort. Et au quotidien ! Il ne faut pas voir le cosmétique sous l'unique aspect esthétique. Une belle peau, c'est aussi un gage de bonne santé. Comme un beau teint, c'est un atout « charme ». Un atout pour aller vers l'autre. La philosophie Polare est axée sur le confort et le bien-être, mixte, et les déclinaisons de produits, comme la création de nouveaux produits, qui sont en cours, véhiculent cette idée.*

— Bien, mon capitaine ! Alors j'inverse la question précédente, dans le souci d'agacer : y a-t-il un âge limite pour utiliser votre sérum, comme votre future gamme de produits ?

— *Non. Il n'y a pas de limite d'âge pour se faire du bien. D'ailleurs, les dermatologues vont le diront : à partir de 20 ans, le taux de collagène chute… et c'est pour ça que je ne vois pas pourquoi, mettons à 99 ans, on ne prendrait pas soin de sa peau ? Le sérum passe pour être miraculeux tant ses résultats sont rapidement visibles, mais il n'y a pas que ça, et il n'est pas que ça. L'hydratation qu'il procure est maximale. Pour les lecteurs qui ont étudié la liste de ses composants et leurs descriptifs, ils savent que ce que je dis ici est vrai.*

— Vous insistez, depuis le début de cet entretien, sur les qualités du sérum Polare anti-âge. D'ailleurs, pour la rédaction de ce livre, vous ne m'avez donné aucune consigne particulière ni mis aucun interdit. Notamment pour la recherche sur les composants et leurs bienfaits comme leurs risques et origines. J'ai donc opéré depuis un plan de travail aussi libre qu'un certain Botox. Aussi, mon rôle d'intervieweur est de me faire l'avocat du diable. Une question sur la qualité du produit donc : en quoi le sérum Polare anti-âge est-il différent de la concurrence, hormis son efficacité reconnue ?

— Il ne reste pas sur les mains de son utilisateur. C'est le premier point. Il pénètre la peau à 100 %, immédiatement, et il donne à l'utilisateur, non pas une impression de bien-être, mais une réalité de bien-être. Ce n'est pas une poudre de perlimpinpin. C'est aussi pour ça qu'il est dosé en ampoule pour un usage quotidien. Ce dosage est la stricte nécessité de l'utilisation du produit. De son utilisation optimum. Le coffret renferme 30 ampoules, 30 doses dont la destination est un usage quotidien. J'ai horreur du gaspillage et je n'accepterai pas que mon produit soit livré sans respecter sa notice originelle. Je n'ai pas mis au point ce sérum pour en tirer un profit éhonté, basé, comme pour les pots de moutarde, sur une consommation accrue du fait du gaspillage inhérent à son conditionnement. Nous avons tout étudié, et le conditionnement du sérum, sa juste dose d'utilisation était pour nous tout aussi importante que la formule. Tout excès ou tout manque nuisent à l'efficacité. Et je crois que cette maxime peut s'appliquer dans tous les domaines du possible. La pénétration du sérum dans votre peau est i m m é d i a t e, et au sortir, vos mains ne sont pas grasses. La technologie liée au produit est du dernier cri. Nous avons soin de préserver la totalité des conforts de l'utilisateur chez Polare et nous ne tolèrerons pas que nos produits soient « piégés ».

— Mon cher Dominique, si j'en crois mes lectures sur le sujet, dans les grandes lignes, n'importe quel dirigeant de marque de cosmétique tiendra un discours similaire, sauf peut-être sur le dosage... Tous les produits dans la gamme où vous évoluez passent pour être miraculeux et sont vendus comme tels !

— Certainement, mais essayez et comparez... Si le succès, non seulement des tests, mais aussi des études de cas, et surtout, et c'est le plus

important pour moi, les réactions et les commentaires des utilisateurs sont aussi positifs, c'est pour une bonne raison… Je ne vais pas chanter la messe en latin, mais franchement, 100 % des utilisateurs réguliers du produit sont convaincus !

— Donc Polare est à part dans le monde du cosmétique… c'est votre propos ?

— *Oui, je l'assume pleinement et nous nous flattons de maintenir le cap sur notre qualité et le cap sur cette idée.*

— Donc l'esthétisme, la jeunesse, mais pas seulement…

— *Exactement.*

— Pourtant l'esthétisme, avoir 60 ans et en paraître 15 de moins, c'est ce que nous vendent médias et cultures… J'ai parfois l'impression que d'êtres jeune et beau, cela devient une obligation… Je pense notamment aux stars et plus particulièrement aux stars féminines.

— *Oui, c'est la tendance… mais vous ne verrez que rarement une star au naturel… au lever du lit par exemple, sans soins et sans maquillage…*

— Oui, et quant au maquillage numérique…

— *Oui ! (rires) C'est le naturel qui m'importe… À quoi sert le maquillage ? Mieux ne vaut-il pas avoir une belle peau, une fois pour toutes ?*

— Idem pour les injections de botox qui disproportionnent les visages… Avec les risques que cela comporte…

— *Les injections de botox n'entrent pas dans ma philosophie. Le naturel est préférable à tout. D'autant que le sérum, lui, débarrasse la peau de ses impuretés. Et dernier point, et non des moindres, le sérum anti-âge Polare agit dès le premier mois d'utilisation, visiblement, et même sur les rides d'expression… Sur un trimestre, votre peau du visage et du cou est au top !*

— Une demande récurrente des consommateurs et des « sceptiques du cosmétique », que je constate dans mes recherches : vous fournirez les preuves de vos dires aux consommateurs, ou vous resterez sur une information « classique » à l'avenir ?

— *Oui, les tests d'usages… D'ailleurs, ils seront consultables, en plus des tests cliniques, pour tout achat de nos produits. Transparence… Toutes les innocuités sont étudiées. Et précisément mesurées. Donc le consommateur pourra voir ceci très facilement. Le faisceau légal des contraintes de développement est vaste, onéreux et pointu, pour tout exploitant et créateur de produits cosmétiques. D'ailleurs, tout ce que j'avance sur le produit, nettement en termes de délais, est inscrit sur l'emballage. Donc, à moins de vouloir payer une amende pour « publicité mensongère », je ne prendrai pas le risque de vous laisser l'écrire noir sur blanc et surtout de mentir !*

— Une dernière précision sur l'avenir du produit ?

— *Oui, comme je le disais, les partenariats à l'international se multiplient, et aussi, en fonction de cela, nous pensons à une personnalisation des produits.*

— Comment ça ?

— *Eh bien, en ce qui concerne les parfums, comme les aromes choisis, il est évident par exemple qu'un utilisateur asiatique n'aura pas les mêmes goûts ni les mêmes attentes qu'un utilisateur africain et bien sûr européen. Donc, là aussi, nous déclinerons la gamme. Mais pour l'instant, le sérum est universel.*

— La Chine et le Maroc semblent particulièrement vous intéresser.

— *Oui, la Chine, j'en suis assez client. Pour le Maroc, c'est encore une approche différente. Mais tout aussi passionnante.*

***

Vous l'aurez compris, la marque est en pleine évolution, et quelque chose me dit que nous n'avons pas fini d'en entendre parler, puisque le succès est au rendez-vous et que le développement est là. Les choix stratégiques de l'entreprise restent bien évidemment, ici, à l'état de simple évocation, mais Dominique vous aura certainement apporté beaucoup de précisions sur le sérum avec cet entretien.

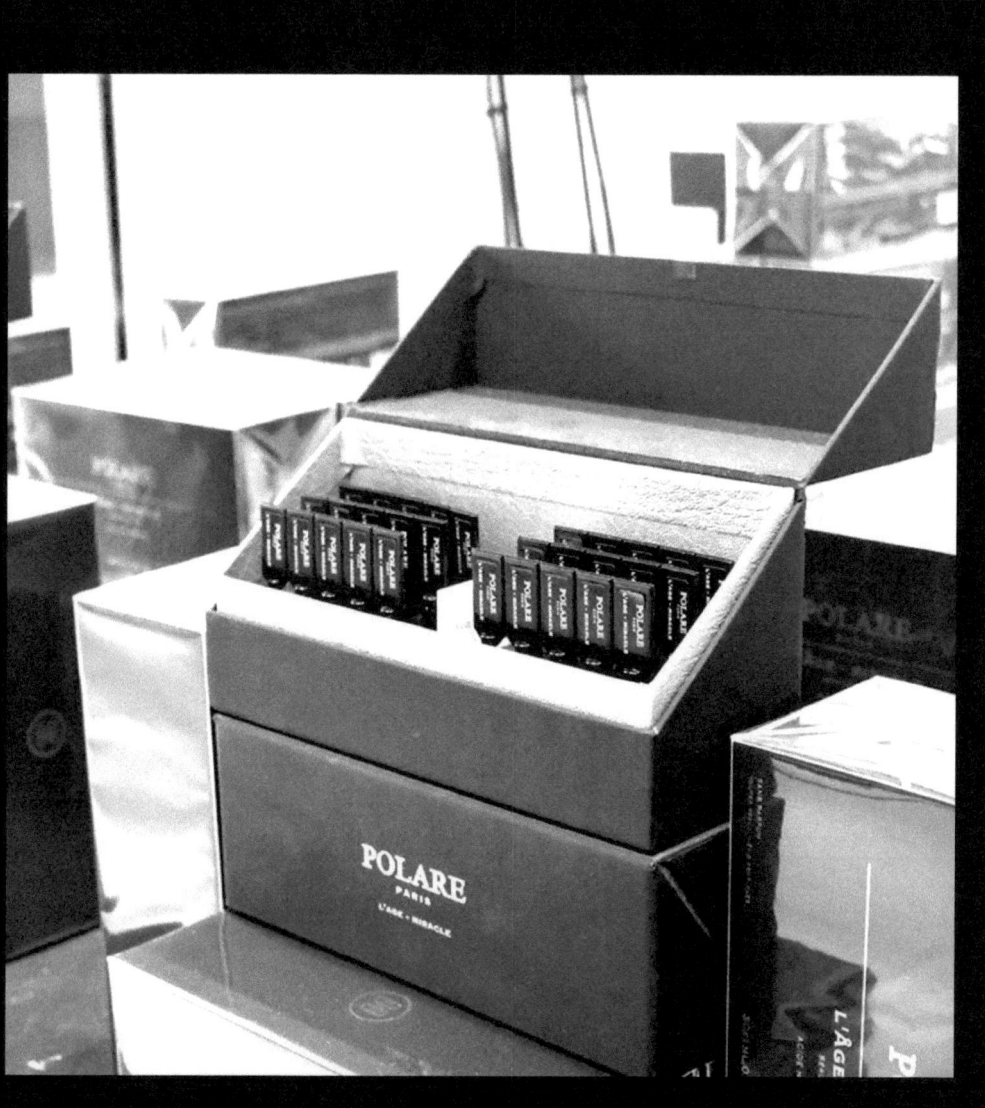

XI
Une égérie…

Elle se nomme Cécilia Siharaj. Cette remarquable jeune femme, célèbre pour ses participations télévisuelles, notamment dans la ô combien fameuse émission *Koh-Lanta* ou encore *Mamans et célèbres*, est une battante, une aventurière et surtout une éternelle voyageuse. Et pour beaucoup de gens, c'est une influenceuse bienveillante et reconnue comme telle. Et, et c'est certainement le plus important, c'est une maman qui prend soin d'elle pour le plus grand bien de son enfant.

Cécilia est une personne que j'ai pu apprécier depuis mon poste de directeur littéraire pour l'avoir publiée récemment. La rencontre avec Dominique Large s'est donc faite naturellement. Par relationnel d'auteurs, en quelque sorte. Et de fil en aiguille est née de cette relation une idée. Qui se concrétise aujourd'hui. La marque Polare est donc très fière d'annoncer officiellement qu'en la personne de Cécilia Siharaj, elle a trouvé sa muse.

Un challenge, car Cécilia ne se ménage pas et son prochain départ pour un long périple en Thaïlande mettra le sérum à rude épreuve.
Vous en retrouverez le feuilleton sur les différents médias de la muse comme de la marque et bien sûr vos réseaux sociaux favoris !

JDH ÉDITIONS
BARAKA

Cécilia Siharaj
L'AVENTURIÈRE INFLUENCEUSE

Par Karine Gardize

FOLLOW US ON

Note aux lecteurs 7

I – « In memoriam » 11

II – À la source du sérum 23

III – Et la lumière fut 33

IV – Jean-Baptiste en son temps 39

V – Un virage 55

VI – POLARE ou l'anti-âge Miracle 65
    Premier point : la description du produit 67
    Applications esthétiques de l'acide hyaluronique 68
    Correction des volumes du corps 70
    Hydratation de la peau 72
    Contre-indications aux injections d'acide hyaluronique . 73

VII – Les réponses du sérum Polare anti-âge Miracle 75

VIII – La composition du sérum Polare anti-âge Miracle *Ou* Comment tout savoir sur ses composants 81
    Spilanthes acmella 83
    Hamamélis virginiana 86
    Racine de Glycyrrhiza glabra 90

Le squalane végétal 92
Le panthénol 93
La glycérine cosmétique 94
Xantham gum 97
L'eau osmosée 99
Le propylène glycol 102
L'acétate d'alpha-tocophéryle 103
Benzoate de sodium 104
Gatuline et Fibroblastes 105
Caprylis 106

IX – Botox libre VERSUS Botox 115
Utilisations cosmétiques 117
Les injections de botox et d'acide hyaluronique 120
Botox libre 122

X – Polare : Interview du fondateur 125

XI – Une égérie… 137

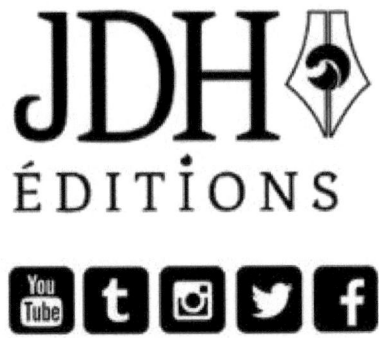

Suivez **JDH Éditions** sur les réseaux sociaux
pour en savoir plus sur les auteurs,
les nouveautés, les projets…
Inscrivez-vous à notre Newsletter sur
www.jdheditions.fr
Pour recevoir l'actualité de nos nouvelles
parutions